KB179849

PRESS HERE!

페이스 요가

~열 살 어려 보이는 1분 습관~

PRESS HERE!

페이스 요가

~열 살 어려 보이는 1분 습관~

시술이 필요 없는 동안 유지 아침 루틴

나디라 페르사우드 지음 · 최영은 옮김

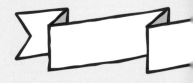

페이스 요가

초판 1쇄 인쇄 2024년 4월 5일
초판 1쇄 발행 2024년 4월 15일

지은이 나디라 페르사우드
옮긴이 최영은
발행 콤마
주소 경기도 고양시 덕양구 청초로 65, 101-2702
등록일 2013년 11월 7일 제396-251002013000206호
구입 문의 02-6956-0931
이메일 comma_books_01@naver.com
인스타그램 @comma_and_style

ISBN 979-11-88253-31-9 03510

잘못 만들어진 책은 구입하신 곳에서 바꾸어 드립니다.

Press Here! Face Workouts for Beginners
by Nadira V Persaud

ⓒ 2020 Quarto Publishing Group USA Inc.

All rights reserved.
Korean translation rights ⓒ 2024 by COMMA
Korean translation rights are arranged with The Quarto Group
through LENA Agency, Seoul.

이 책의 한국어판 저작권은 레나 에이전시를 통한 저작권자와의 독점
계약으로 콤마가 소유합니다. 신저작권법에 의하여 한국 내에서
보호를 받는 저작물이므로 무단전재 및 복제를 금합니다.

환영합니다   6
이렇게 구성했어요   10

Chapter 1
GET READY   12
준비 단계

운동 전 알아두기   14
준비 운동   16

Chapter 2
WARM UP AND WAKE UP   20
예열하고 깨우기

Chapter 3
FUNDAMENTAL FACE WORKOUT   36
페이스 요가의 기본 동작

CONTENTS

Chapter 4
MOUTH IN MOTION   56
입 운동

Chapter 5
SCULPTED CHEEKS   68
예쁜 광대 만들기

Chapter 6
FOREHEAD FOCUS   80
이마 집중 관리

Chapter 7
OPTIC VERV   92
활력 넘치는 눈가

Chapter 8
SKIN ILLUMINATION WORKOUT   104
피부 광채 운동

Chapter 9
EXPRESS WORKOUTS   120
간편 운동

간편 광채 & 탄력 운동   122
간편 스트레스 완화 운동   124

찾아보기   126
감사합니다 / 저자소개   128

특별부록
절취선을 따라 잘라서 사용하세요.

환영합니다

'인간에게는 자신의 몸을 직접 관리함으로써 스스로를 치유할 수 있는 힘이 숨겨져 있다.' 어릴 적 부모님께서 자주 말씀하셨던 자연 요법에 관한 핵심 내용이다. 이러한 사실은 심신의 건강뿐만 아니라 외모를 가꾸는 데도 그대로 적용된다. 얼굴의 숨은 코어 근육을 찾아 단련하는 페이스 요가를 하면 실제로 놀라운 효과를 얻을 수 있다.

누군가의 힘을 빌지 않고 자신을 직접 돌보는 방식은 지금까지도 내 개인적인 영역과 직업적인 영역 모두에서 아주 큰 부분을 차지한다. 시술이나 성형 같은 일회적이고 단편적인 방식은 절대 진정한 해결책이 될 수 없다. 꾸준히 반복해서 몸을 가꾸는 행동을 일상에 녹여 넣는다면 신체의 탄력 강화나 윤곽 정리, 건강한 피부결 같은 지속 가능하고 복합적인 최선의 결과를 얻을 수 있을 것이다.

나는 20년 넘게 메이크업 아티스트로 일하며 아름다움에 대해 전방위적인 접근법의 중요성을 알려 왔고, 이를 기반으로 셀럽과 일반인들에게 서비스를 제공했다. TV, 광고, 패션, 뷰티 분야에서 꾸준히 경력을 쌓았고 브랜드 컨설턴트로서 내 지식을 세계적인 뷰티 브랜드들과 공유하며, 뷰티 잡지에 관련 내용을 기고하고 있기도 하다.

나의 목표는 자연스러운 아름다움이며, 생활방식에 집중해서 외모와 내면의 행복이 적절하게 균형을 이루도록 만드는 것이다. 이 철학에 기반한 페이스 요가의 단계별 루틴을 사람들에게 적극적으로 알리며, 만

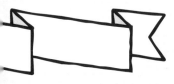

나는 모든 사람을 건강하고 행복하게 해 주려 한다. 책을 읽는 당신에게도 이 운동을 소개할 수 있게 되어 기쁘다. 하루를 시작하는 루틴에 접목시킬 수 있도록 만든 이 효과적이고 효율적인 운동을 통해 부디 만족스러운 아름다움을 얻길 바란다.

이 책은 여러 가지 기본 운동과 얼굴 운동으로 구성되어 있다. 순서에 맞춰서 꾸준하게 한다면 누구나 '열 살 어려 보이는 동안'을 갖게 될 것이다. 각 운동은 마사지하기, 쓸기, 그리고 얼굴의 여러 지점을 누르고 유지하기 등의 다양한 방식으로 진행된다. 지시를 잘 따르면 긴장된 부위가 풀리고 혈액 순환이 촉진되어 노폐물이 배출될 것이다. 우리의 목표는 탄력을 높이고 얼굴 윤곽을 정리하며 피부 상태를 개선해 맑고 빛나는 동안을 유지하는 것이다.

"사람의 눈길을 사로잡는 것은 아름다움이지만,
사람의 마음을 움직이는 것은 인성이다."

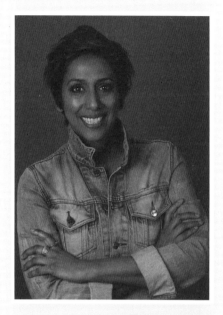

@fluorescentimage.

이 운동은 언제 하든 상관이 없지만, '예열하고 깨우기(22~35쪽 참고)'에 나온 운동들의 특징을 생각해 본다면 정신을 깨우기 위해 아침에 진행하는 것이 가장 좋다.

책에 나오는 순서대로 하는 것이 가장 좋지만 한 번에 이 모든 운동(물론 하고 싶다면 해도 된다)을 전부 할 필요는 없다. 특별히 원하는 부위가 있다면 관련된 것들만 진행해도 된다. 당장 개선이 필요한 문제가 있고 이를 해결함과 동시에 최대의 효과를 기대한다면 꾸준히, 매일 해야 한다는 사실을 잊지 말자.

탄탄하고 빛나는 피부를 가꾸고 긴장과 스트레스를 줄이고 싶은 마음은 가득하나 시간에 쫓기는 독자들이 많다. 이를 위해 빠르게 할 수 있도록 간단한 필수 운동만을 모아 두 가지 형태로 분류(122~125쪽 참고)해 두었다. 이 운동만 독립적으로 해도 되고 다른 운동과 병행해도 된다. 일단 당신이 이 책의 운동들에 익숙해지면 분명 자신만의 조합을 만들어 내고 하루 루틴에 접목해서 더 쉽고 꾸준하게 이어 나갈 수 있을 것이다. 어떤 방식이든 결국은 '페이스 요가'라는 이 새로운 운동 습관을 통해 원하는 결과를 얻을 수 있을 것이라 믿는다.

나디라 페르사우드

주의 사항

자신에게 맞는 운동을 선택해 시행하는 행위는 전적으로 독자 개인의 책임입니다.
과거나 현재, 지속적으로 신체에 문제가 있다고 생각된다면
운동을 시작하기 전에 의사와 먼저 상의해야 합니다.
특히 시술이나 수술 뒤 회복 중인 상태라면 더 주의해야 합니다.
어떠한 경우에도 관자놀이와 눈, 눈가에는 절대 과도한 압력을 주어서는 안 됩니다.

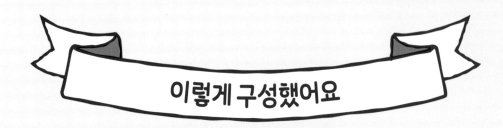

이렇게 구성했어요

이 책은 입문자들이 이해하기 쉽도록
단계별 운동 방법을 친절한 설명과 간단한 그림으로 구성했다.
짧은 시간 투자만으로도 운동이 주는 보상을 톡톡히 누릴 수 있다.

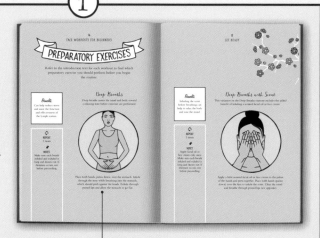

준비 단계

PAGES 12-19

이 장에서는 현재 당신의
환경, 마음가짐, 호흡 기술,
필요한 도구에 대해 알아보며
전반적인 운동 계획을 세우는
법을 배울 것이다.

준비 운동
본격적인 운동을 시작하기
전에 시행한다.

이 책은 최상의 결과를 얻기 위해 최대한 많은 정보를 제공하는 것이 목표다. 그러니 독자
는 모든 운동을 다 하려 하지 말고 자신의 여건과 능력에 알맞은 운동 계획을 세워 진행하
는 것이 좋다. 이를테면 시간적 여유가 없는 사람이라면 제시하는 운동보다 더 짧게 마무리
하는 식으로 말이다. 한 번에 전체를 다 따라 하려면 많은 시간과 노력이 필요해 지속하기
가 어렵다. 또한 책에서 요구하는 거울이나 페이셜 크림이 없다고 하더라도 상관없다. 자신
에게 맞게 수정하여 즐거운 마음으로 운동해 보자!

운동법

PAGES 20-119

본 운동들은 얼굴을 특정
부위 별(눈, 입, 피부 등)로 나눠
해당 부위를 중점적으로
단련하도록 설계하였다.
지시한 순서대로 하면 최고의
효과를 얻을 수 있다.

운동법 소개
이 운동이 어떤 상황에 필요한지,
운동을 하면 신체에서 어떤 변화가
일어나는지 미리 알아볼 수 있다.

단계
단계별 그림과 자세한 설명을 통해
누구나 쉽게 따라 할 수 있다.

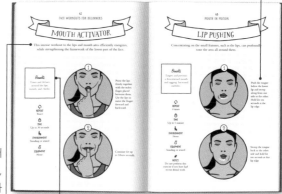

효과
각 운동을 통해 얻는 효과를 간략히 알 수 있다.

간편 운동

PAGES 120-125

두 종류의 간편 운동은
앞에서 소개한 운동 중
몇 가지를 묶어 둔 것이다.
가장 흔한 두 가지 문제 해결을
목표로 하여 이 책만의
독특한 순서로 조합하였다.

루틴
정해진 순서대로 매일 따라 하자.

단계
각 단계에 대한 간결한 설명이 나오는데
부족할 때는 본문의 내용을 참고해도 된다.

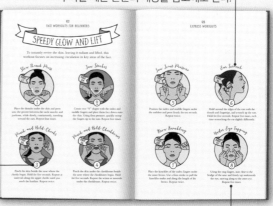

언제 어디서든
아무런 도구 없이 할 수 있도록 약간 수정했다.

GET READY

준비 단계

운동을 시작하기 전에 최적의 환경을 만드는 데 도움이 되는 것들에 대해 살펴본다. 앉은 자세로 할지, 아니면 서서 할지, 도구를 따로 준비해야 하는지 등을 살펴볼 것이다. 본격적으로 운동을 시작하기 전에 항상 텍스트를 세세하게 읽어 보고 완전히 이해하자. 꾸준하게 하다 보면 어느새 책을 보지 않고도 습관처럼 동작을 하고 있는 자신을 발견하게 될 것이다.

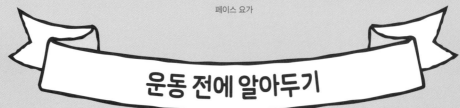

운동 전에 알아두기

여기서 소개하는 운동 대부분이 장소의 구애를 받지 않지만,
운동에 집중할 수 있는 공간에서 한다면 효과를 극대화할 수 있다.
다음은 모든 기술이 최고의 효과를 발휘할 수 있는 이상적인 환경들이다.

서기 또는 앉기

대부분의 동작은 앉거나 서서 할 수 있다.
그러나 앉아서 탁자에 팔꿈치를 지지하면 더 수월하게
마사지를 할 수 있기 때문에 앉은 자세가 더 효과적인 동작들도 있다.

거울 앞

정확한 자세나 동작이 중요한 운동의 경우
처음에는 거울이 있으면 유용하다. 하지만 꾸준히 연습하다 보면 나중에는
거울 없이도 정확하게 진행할 수 있게 된다.

눈 감기

눈을 감고 하면 좋은 운동이 있다. 눈을 감으면 호흡에 집중이 잘 되고
긴장이 풀리기 때문에 꼭 지켜야 하는 건 아니지만 추천하는 동작이다.
여러 번 연습하여 어느 정도 자신감이 붙으면 필요할 때마다
자연스레 눈을 감게 될지도 모른다.

밖이든 어디서든

얼굴에 손을 직접 대고 마사지하는 동작이 아니라면

운동은 어디서든 할 수 있다.

버스를 기다릴 때나 점심시간에 산책을 할 때도 좋다.

도구 및 장비

페이셜 오일이나 페이셜 크림, 아이 크림 등을 사용하면

도움이 되는 일부 동작들이 있다. 가령 쓸어 주기 또는

손가락 관절 마사지 같은 기술을 쓸 때 이런 제품을 이용하면

피부에 자극을 주지 않고 부드럽게 마사지하여 최대의 효과를 낼 수 있다.

그러나 이런 보조적인 도구를 쓸지에 대한 여부는

전적으로 당신의 선택이다.

이와 관련된 운동을 스킨케어 단계에 넣어도 좋다.

메이크업을 하기 전 기초 단계에서 함께 해 보는 건 어떨까?

호흡과 감정 억제

호흡에 집중하면서 진행하는 운동도 있는데,

이는 호흡을 통해 얼굴과 몸이 이완된 상태를 유지할 수 있어서다.

특히 손가락 관절 마사지와 누른 채 유지하기 기술을 쓸 때 적합하다.

천천히, 그리고 깊게 호흡하는 연습을 적극적으로 해 보자(16쪽 참고).

주변을 의식하는 습관을 버리도록 노력해 보자.

편안한 마음가짐은 운동을 할 때 집중도를 올려 주고

얼굴과 몸의 긴장을 푸는 데도 도움이 된다.

준비 운동

본 운동을 시작하기 전에 어떤 준비 운동을 해야 하는지
알고 싶다면 각 운동의 소개란을 읽어 보자.

효과

스트레스가 완화되고
림프계의 기능과
효율성을 높이는 데
도움을 준다.

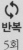

반복

5회

참고

호흡할 때는 숨을
최대한 길게 들이마시고
내쉰다. 현기증이 나면
잠깐 쉰 뒤에 다시
이어간다.

깊은 호흡

본 운동을 시작하기 전에 심호흡을 하면
몸과 마음이 한데 모여 편안한 상태가 된다.

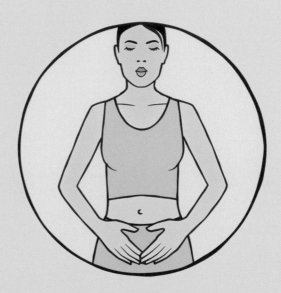

양 손바닥을 배에 댄다. 코로 숨을 들이마시면
배에 공기가 들어가면서 손이 밀려 나오는 느낌이 들 것이다.
입을 오므리고 숨을 내쉰다.
그러면 배가 다시 평평한 상태로 돌아간다.

효과

호흡을 시작하기 전에
좋은 향을 맡으면 심신
이완에 도움이 된다.

↻
반복
5회

📌
참고
페이셜 오일이나
페이셜 크림은 한 번만
바른다. 호흡은 공기를
완전히 비우거나 채우는
식으로 최대한 길게
한다. 현기증이 나면
잠깐 쉰 뒤에 다시
이어간다.

향기를 더한 깊은 호흡

깊은 호흡 운동의 변형된 방법이다. 페이셜 오일이나
페이셜 크림의 향을 맡으면 이완 효과를 얻을 수 있다.

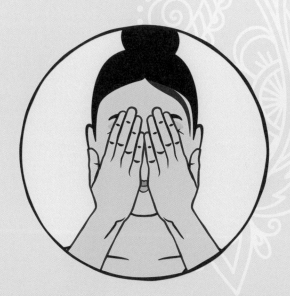

은은한 향의 페이셜 오일이나 페이셜 크림을 손바닥에
바르고 고르게 비벼 준다. 양손(손바닥이 얼굴을 향하도록)을
얼굴에 대고 향을 맡는다. 마음을 비우고 입은 오므린 채
호흡을 한다(호흡법은 왼쪽 페이지 참고).

어깨 돌리기

스트레스를 받으면 어깨가 뭉칠 수 있는데,
이때 어깨 근육을 풀어 주면 마음이 안정되고
자세가 좋아진다.

효과

긴장을 풀어 주고 몸이
바른 자세를 인식하도록
돕는다.

반복

앞으로 3회,
뒤로 3회

참고

목이나 어깨에 통증이
있다면 하지 않는다.

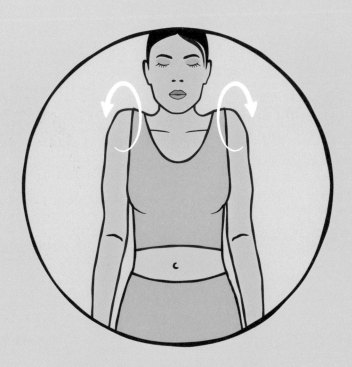

팔을 자연스럽게 내린 상태에서 천천히 어깨를 돌린다.
어깨가 귀를 지나서 등으로 향하게 돌리면 된다.
3회 반복한다.

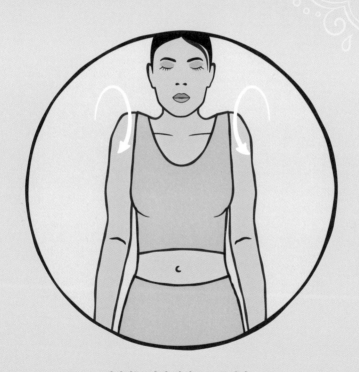

이번에는 반대 방향으로 돌린다.
어깨가 귀를 지나 앞쪽으로 오도록 돌리면 된다.
3회 반복한다.

WARM UP
AND WAKE UP

예열하고 깨우기

먼저 얼굴 전체를 예열하여 잠자는 근육을 깨우고 혈액 순환을 활발하게 만들어 보자. 이상적인 아침 루틴 운동이다.

이 운동은 깊은 호흡과 어깨 돌리기(16쪽과 18~19쪽 참고)와 함께 하면 효과가 더욱 좋다.

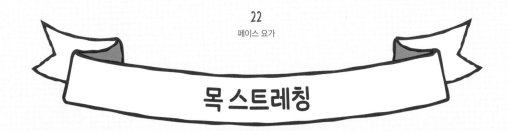

목 스트레칭

목은 예민한 부위라 스트레스를 받거나 잘못된 자세로 잠을 자면 쉽게 뭉칠 수 있다.
그래서 부드럽게 목을 풀어 주는 이 스트레칭은
하루 루틴 운동에서 매우 핵심적인 부분이다.

효과

목의 긴장을 풀어 주고
굳어 있는 다른
부위에도 도움이 된다.

반복
한쪽당 1회

시간
30초

환경
서기 또는 앉기
거울 앞

도구
필요 없음

참고
어깨에 힘을 주면 목이
더 경직될 수 있다.
아프지 않을 정도의
강도로 하고 호흡하는
것도 잊지 말자.

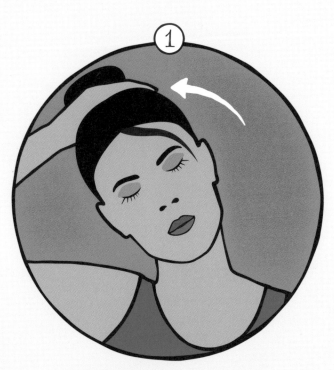

바르게 서서 왼손을 오른쪽 귀 위에 댄다.
머리를 왼쪽 어깨 방향으로 부드럽게 당기면서 목을 늘려
목 오른쪽을 스트레칭한다. 10~15초간 이 상태를 유지하자.

②
오른손으로 목 왼쪽을 동일하게 스트레칭한다.
손을 아래쪽에서 당긴다는 느낌으로 어깨를 쭉 내린다.

얼굴 전체 운동

스트레스와 긴장은 얼굴의 부종을 유발하고 피부 톤을 칙칙하게 만든다.
얼굴을 움직여 주면 근육을 활성화하고 자극할 수 있다.

효과

얼굴 근육과 턱의
긴장을 빠르게 완화한다.

반복
5회

시간
최대 10초 넘지 않기

환경
서기 또는 앉기
거울 앞

도구
필요 없음

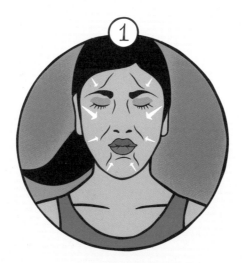

눈을 포함해 얼굴
전체를 최대한
안쪽으로 모아
찌푸린다.

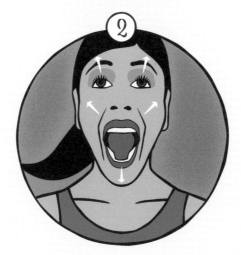

빠르게 표정을
풀면서 눈을 최대한
크게 뜨고 입을
크게 벌린다.

얼굴 전체 혈액 순환

입가는 스트레스를 많이 받거나 몸이 아플 때 쉽게 긴장되는 부위다.
이때 입가 주름이 생기고 탄력도 떨어질 수 있다.
운동으로 입가에 활기를 주어 깊은 주름을 예방해 보자.

효과

입가 긴장을 풀어 준다.
꾸준히 하면 턱선이
정리되고, 깊은 주름을
예방할 수 있다.

반복
시계 방향으로 5회,
반시계 방향으로 5회

시간
20초

환경
서기 또는 앉기
거울 앞

도구
필요 없음

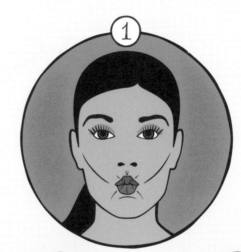

입을 힘껏
오므린다.

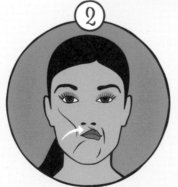

원을 그리듯 입을 천천히 돌린다.
정확한 동작을 위해 집중하면서
시계 방향으로 5회 돌린다.

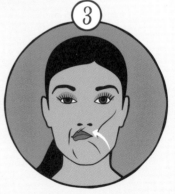

다시 반대 방향으로
5회 돌린다.

얼굴 근육 활성화

얼굴 근육에는 평소에 자주 쓰는 근육과 아닌 근육이 있는데,
이 운동을 하면 얼굴 전체 근육을 활성화할 수 있다.
게다가 목 안쪽 근육도 자극하기 때문에 갑상샘 질환이 있는 사람에게도 도움이 된다.

효과
얼굴과 목 근육을
완전히 깨운다.

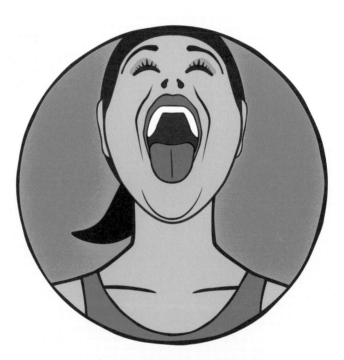

↻
반복
5회

⏱
시간
20초

🧍
환경
서기 또는 앉기
거울 앞

🧴
도구
필요 없음

눈을 크게 뜨고 입도 크게 벌린다.
목 안에서부터 끌어올리듯 '아' 소리를 내며
혀를 앞으로 내민다.

눈가 쓸기

수면이 부족하거나 특정 장기의 상태가 좋지 못하면
눈 주변에 노폐물이 쌓여 부종이 생길 수 있다. 눈가는 피부가 얇아서
가장 먼저 노화를 발견하는 부위이기도 하다.

효과

림프를 청소해서
노폐물을 배출하는
즉각적인 효과를
볼 수 있다.

반복
10회

시간
10초

환경
서기 또는 앉기
거울 앞

도구
아이 크림

📌
참고
피부 표면을 빠르게
쓸고 간다는 느낌으로
부드럽게 눌러 주는 게
중요하다.

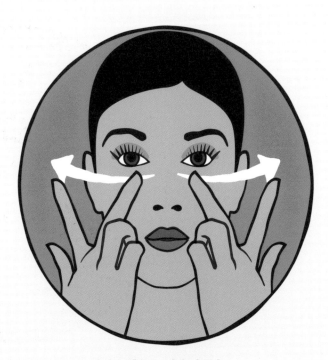

아이 크림을 눈 밑에 바른다.
가운뎃손가락을 양 눈 밑(코 근처부터 시작)에 대고 부드럽게
바깥쪽으로 쓸어 준다.

얼굴 전체 이완

호흡에 집중하면 긴장이 풀리고 혈액 순환도 좋아진다.
볼을 부풀려 스트레칭하는 동작은 얼굴 근육을 이완하는 데 아주 좋다.

효과
피부 안에서부디 탄력을
끌어올려 준다.

반복
5회

시간
30초

환경
앉기 또는 서기
거울 앞

도구
필요 없음

참고
볼과 입 주변이 완전히
펴지도록 공기를 한껏
머금어 주자.

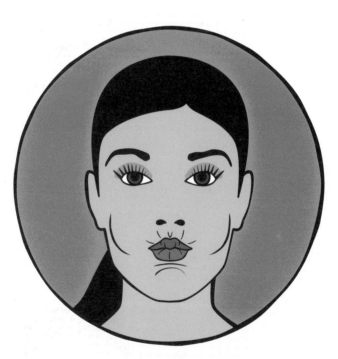

어깨를 뒤로 당기고 힘을 뺀다.
숨을 들이쉬면서 볼에 공기를 머금어 빵빵하게 부풀린다.
5초 정도 이 자세를 유지한다.

볼 마사지

볼은 쉽게 긴장되는 부위인데, 특히 평소 잘 사용하지 않는 광대뼈 아래가 그렇다.
그래서 이곳에 깊은 주름이 잘 생기고 탄력이 떨어져서 턱선까지 무너지기 쉽다.

효과

경직된 광대뼈
아랫부분이 즉각적으로
풀리고 탄력이 생긴다.

🔄
반복
2회

⏱
시간
20초

환경
서기 또는 앉기
거울 앞

🧴
도구
필요 없음

📌
참고
적당한 세기로 눌러
주면 최상의 효과를
낼 수 있다.

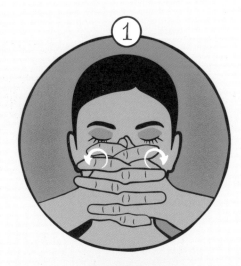

① 느슨하게 손깍지를
한 채 얼굴에 댄다.
엄지손가락 아래에
살이 두툼하게 솟은
부분(엄지 두덩)을
이용해 광대뼈 아래
(코 옆부터 시작)를
눌러 준다. 작은 원을
그리듯 돌리면서
광대뼈 전체를 천천히
마사지한다.

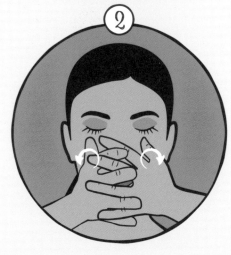

② 코에서 멀어지면
손깍지를 풀고
마사지를 이어 나간다.

이마 마사지

간단한 마사지로도 두통을 완화하거나 뻐근했던 눈을 풀어 줄 수 있다.
이마의 긴장 또한 완화할 수 있다. 그대로 두면 찡그릴 때 생기는
표정 주름이나 눈을 치켜뜰 때 생기는 긴 가로 주름이 잡힐 수 있다.

효과

즉각적으로 긴장을
완화하고 꾸준히 하면
주름도 예방할 수 있다.

반복

2회

시간

10초

환경

서기 또는 앉기

도구

필요 없음

참고

두통 완화가 목적이라면
천천히 마사지하고 긴장
된 부위가 어느 정도 풀
어질 때까지 반복한다.

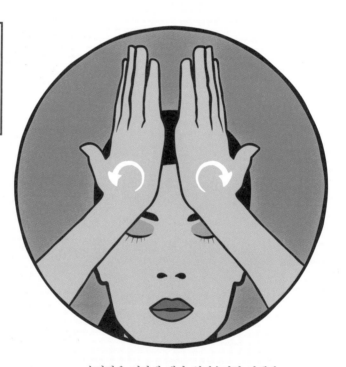

손바닥을 이마에 댄다. 엄지손가락 아래에
살이 두툼하게 솟은 부분(엄지 두덩)을 이용해
원을 그리듯 누르면서 돌려 준다.
이마 중심에서 시작해 바깥쪽으로 이어간다.

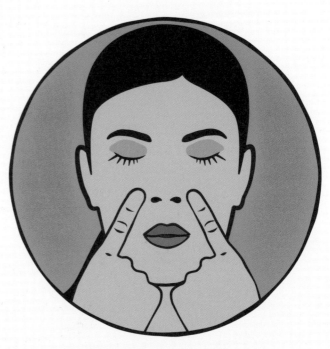

코 지압

지압점을 누르는 것만으로 긴장된 부분이 바로 풀리기도 한다.
코 옆 긴장된 부분을 꾹꾹 눌러 주면 그 부위에 산소 공급량이 늘어나
노폐물 배출이 원활해진다.

효과

긴장이 즉각적으로
완화된다. 눈 아래쪽
부기를 빼는 데도 좋다.

반복

누른 채 10초간
유지한다. 또는 긴장이
완화될 때까지 누른
자세를 유지한다.

시간

10초

환경

서기 또는 앉기

도구

필요 없음

참고

지압을 하는 동안 심호
흡을 이어간다.

양 집게손가락을 비강 옆에, 눌렀을 때 살짝 아픈 부위에
올린다. 꾹 누르고 한동안 이 자세를 유지한다.

눈 안쪽 지압

이 부위를 지압하면 긴장이 풀리고 스트레스가 완화되면서
얼굴 균형이 전체적으로 좋아진다.

효과

눈가 부기가 빠지고
연약한 눈가 피부
장벽도 탄탄해진다.
긴장성 두통과 눈의
피로에 좋다.

반복

누른 채 10초간
유지한다. 또는 긴장이
완화될 때까지 누른
자세를 유지한다.

시간

10초

환경

서기 또는 앉기

도구

필요 없음

참고

꾸준히 심호흡을
이어가도록 하자. 깍지는
끼지 않아도 된다.

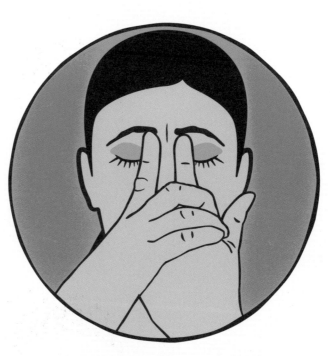

지압하기 편하게 두 손을 겹치고 양 집게손가락을 눈썹뼈
안쪽 바로 아래에 댄다. 뭉친 부위를 찾아서 적당한
압력으로 누른 채 자세를 유지한다.

눈썹 지압

눈가와 이마는 긴장되기 쉬운 곳이다.
눈썹을 따라 지압해 주면 긴장된 곳이 풀려 눈도 더 커지고 표정도 밝아진다.

효과

긴장성 두통에 즉각적인
효과를 낸다. 평소
사용하지 않는 근육까지
활성화시킬 수 있다.

반복

눈썹을 따라서 지압
부위마다 5초간 누르기

시간

20초

환경

서기 또는 앉기

도구

필요 없음

참고

긴장된 곳을 푸는 동안
꾸준히 심호흡을
이어가야 한다.

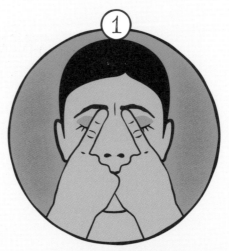

양 눈썹 안쪽에
집게손가락을 댄다.
꾹 누르고 5초간
이 자세를 유지한다.

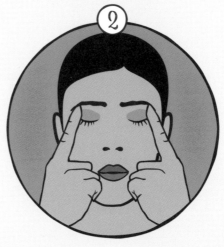

눈썹을 따라 조금씩
옆으로 이동하면서
같은 동작을 반복한다.
관자놀이 근처에서
마무리한다.

이마 지압

이마는 우리 몸이 느끼는 트라우마나 스트레스가 시각적으로 드러나는 부위면서
깊은 표정 주름이 쉽게 생기는 곳이다. 이마를 지압하는 동안 인상을 찌푸리는 등의
부정적인 표정을 의식적으로 피하는 감각을 익힐 수 있다.

효과

이마의 긴장을 완화하고
활력을 생성한다. 평소
사용하지 않는 근육을
활성화한다.

반복

이마를 따라 이동하면서
5초씩 눌러 준다.

시간

20초

환경

서기 또는 앉기

도구

필요 없음

참고

긴장된 곳을 푸는 동안
호흡을 이어 나간다.
관자놀이는 누르지
않는다. 긴장성 두통이
있다면 좋아질 때까지
여러 번 반복한다.

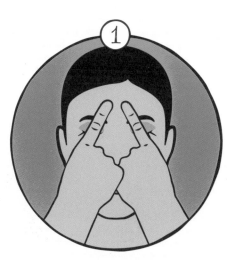

① 양 집게손가락을
이마 중앙에 댄다.
꾹 누르고 5초간
이 자세를 유지한다.

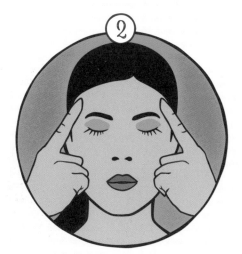

② 이마를 따라 조금씩
옆으로 이동하면서
같은 동작을 반복한다.
관자놀이 근처에서
마무리한다.

머리카락 잡아당기기

다음의 두피 자극법은 혈액 순환을 원활하게 하여
심신과 더불어 영혼까지 깨워 줄 것이다.

효과

즉각적으로
두피를 깨워 준다.

반복

두피 전체를 1초씩
잡아당긴다.

시간

최대 15초 넘지 않기

환경

서기 또는 앉기

도구

필요 없음

참고

머리카락이 없거나 현재
탈모가 진행 중이라면
손가락 끝으로 두피
전체를 꾹꾹 눌러 주는
것으로도 충분하다.

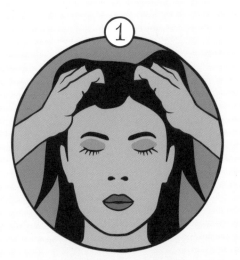

머리카락을 한 움큼
쥐고 1초간 당긴다.

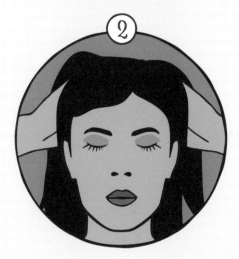

같은 방식으로 두피
전체를 마사지한다.

두피 마사지

두피에 깊은 자극을 주면 혈액 순환이 좋아져
머리가 맑아지고 가벼워진다.

효과

두피 긴장을 풀어 주고
발모를 촉진한다.

↻
반복
같은 방식으로 머리
전체를 마사지한다.

⏱
시간
최대 1분 넘지 않기

🧏
환경
서기 또는 앉기

🧴
도구
필요 없음

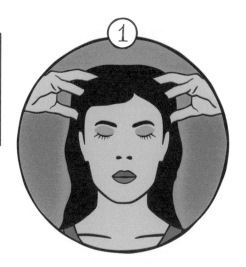

손가락 끝을 두피에
대고 꾹 누른다. 작게
원을 그리듯 돌린다.

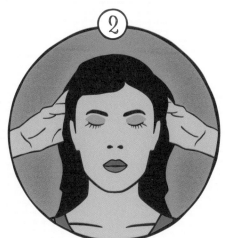

손가락을 두피에서
떼지 않은 상태로 두피
전체를 동일하게
마사지한다.

FUNDAMENTAL
FACE WORKOUT

페이스 요가의 기본 동작

이 책에서 소개하는 마사지와 지압법을 따르면 경직되었던 근육이 즉각적으로 풀리는 경험을 할 수 있다. 이와 함께 호흡에 집중하는 것도 중요한데, 이때 눈을 감으면 도움이 된다. 목과 가슴의 움직임을 통해 혈액 순환이 촉진되고 독소가 제거되어 새로운 활력을 느낄 수 있게 된다. 턱선과 귀를 집중 마사지하면 딱딱하게 경직되었던 소근육과 관절이 풀려 궁극적으로 피부 상태, 피부 결, 탄력까지 개선될 것이다.

이 운동은 깊은 호흡과 어깨 돌리기(16쪽과 18~19쪽 참고)와
함께 하면 효과가 더욱 좋다.

턱 활성화

턱 지압이 처음이라면 눌렀을 때 통증을 꽤 크게 느낄 수 있다.
그러니 지금 소개하는 간단한 준비 운동부터 시작해 보자.

효과

노폐물을 배출하고
긴장된 곳을 풀어 준다.
또한 피부 상태를
개선하고 턱선을
매끈하게 정리해 준다.

반복
2회

시간
최대 2분 넘지 않기

환경
서기 또는 앉기
거울 앞
눈 감기

도구
페이셜 오일 또는
페이셜 크림

참고
지압 부위가 부어
있거나, 만졌을 때
통증이 나타나거나,
치과 치료를 받은
뒤라면 하지 않는다.

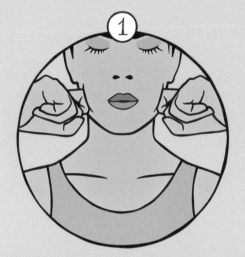

얼굴과 목에 페이셜
오일이나 페이셜 크림을
부드럽게 발라 준다.
양 집게손가락을
구부린 뒤 관절을
귓볼 아래의 턱선에
댄다. 최대 3초간
꾹 누르고 뗀다.

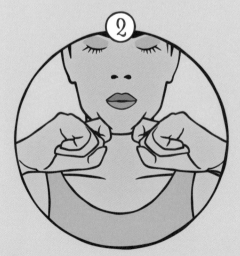

턱선을 따라 관절을
조금씩 움직이며 3초간
눌렀다 떼는 동작을
반복한다. 이 방식으로
턱 전체를 지압한다.

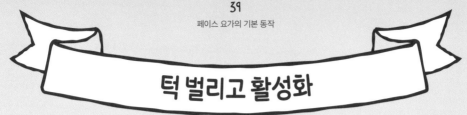

턱 벌리고 활성화

왼쪽의 턱 활성화 운동과 비슷하게 진행된다.
이 운동의 특징은 턱관절을 풀어서 턱선의 탄력을 올리는 것이다.

효과

노폐물을 배출하고
긴장된 곳을 풀어 준다.
또한 피부 상태를
개선하고 턱선을
정리해 준다.

반복
2회

시간
최대 2분 넘지 않기

환경
서기 또는 앉기
거울 앞
눈 감기

도구
페이셜 오일 또는
페이셜 크림

참고
지압 부위가 부어
있거나, 만졌을 때
통증이 나타나거나,
치과 치료를 받은
뒤라면 하지 않는다.

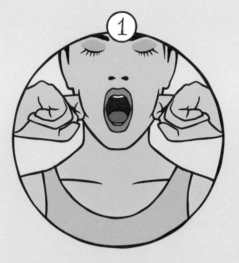

얼굴과 목에 페이셜
오일이나 페이셜 크림을
부드럽게 발라 준다.
양 집게손가락을
구부린 뒤 관절을
귓볼 아래의 턱선에
댄다. 꾹 누르면서
입을 벌린다. 최대
3초간 누르고 뗀다.

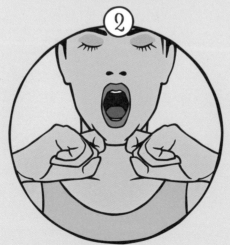

턱선을 따라 관절을
조금씩 움직이며 3초간
눌렀다 떼는 동작을
반복한다. 이 방식으로
턱 전체를 지압한다.

턱관절 지압

누른 채 유지하기 기술을 쓰면 턱 주변의 경직된 부위를 효과적으로 풀어 주고
개구장애나 이갈이 같은 일반적인 턱 질환 개선에도 도움이 된다.

효과

관절 쪽 긴장된 근육이
완화되어 턱의 움직임이
한결 부드러워진다.

반복

2회

시간

20초

환경

서기 또는 앉기
거울 앞
눈 감기

도구

필요 없음

참고

눌렀을 때 통증이
느껴지거나 치과 치료를
받은 뒤라면 하지
않는다.

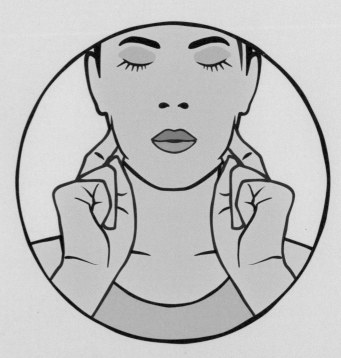

양 집게손가락과 가운뎃손가락을 귓불 아래에 댄다.
10초간 꾹 누른다.

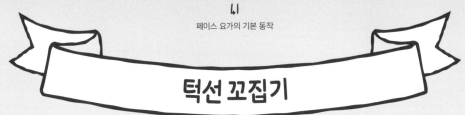

턱선 꼬집기

턱선을 따라 피부를 꼬집어 주면 혈액 순환을 촉진할 수 있다.
피부를 꼬집는 행동은 뭉친 부분을 찾는 데도 도움이 된다.

효과

긴장된 곳을 풀어 주고
혈액 순환을
원활하게 한다.

🔄
반복
2회

⏱️
시간
최대 1분 넘지 않기

🪑
환경
서기 또는 앉기
거울 앞
눈 감기

🧴
도구
필요 없음

📌
참고
해당 부위가 부어
있거나, 만졌을 때
통증이 나타나거나,
치과 치료를 받은
뒤라면 하지 않는다.

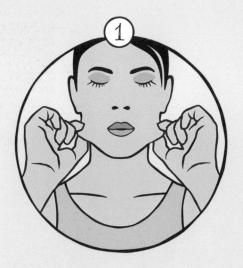

① 귓불 아래부터
시작한다.
양 엄지손가락과
집게손가락을 이용해
턱의 피부를 단단히
꼬집으며 근육이
땅기는 기분을
느껴 본다. 5초간
이 자세를 유지한다.

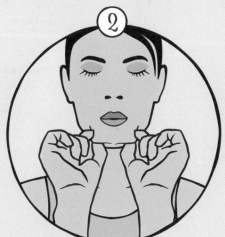

② 약간의 휴식기를 두고
턱선을 따라 마사지를
반복한다.

느린 엄지손가락 지압

아래턱부터 귀까지 이어지는 턱선을 따라 천천히 지압해 주면 혈액 순환이 촉진된다.
그리고 턱뼈 아래에 있는 소근육들이 깨어나 노폐물이 빠르게 배출되고
뭉쳐 있던 부위가 풀린다.

효과

즉각적으로 노폐물이
배출되고 긴장이
완화된다. 또한 피부
상태가 개선되고 턱선이
매끈하게 정리된다.

↻ 반복

3회

⏱ 시간

최대 1분 넘지 않기

🪑 환경

서기 또는 앉기
거울 앞
눈 감기

🧴 도구

페이셜 오일 또는
페이셜 크림

📌 참고

해당 부위가 부어
있거나, 만졌을 때
통증이 나타나거나,
치과 치료를 받은
뒤라면 하지 않는다.

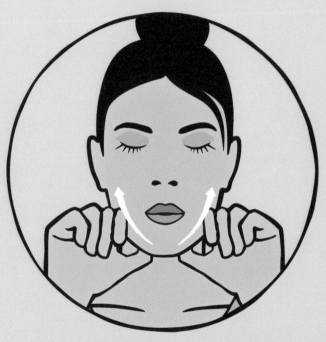

얼굴과 목에 페이셜 오일이나 페이셜 크림을 부드럽게
발라준다. 아래턱에 양 엄지손가락을 대고 목 근육과 턱뼈
사이 오목하게 들어간 부위를 누른다.
그 상태로 천천히 지압하면서 귀까지 이어 나간다.

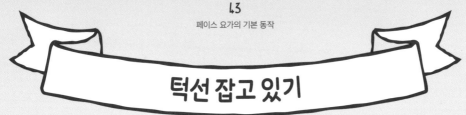

턱선 잡고 있기

누른 채 유지하기 기술을 사용하면 턱선 중에 눌렀을 때 아픈 부위에 더 집중할 수 있다.
마사지 도중 불편한 느낌이 들면 호흡에 집중해 보자. 도움이 될 것이다.

효과

턱선의 탄력을
올려 준다.

반복
1회

시간
최대 5분 넘지 않기

환경
서기 또는 앉기
거울 앞
눈 감기

도구
필요 없음

참고
집게손가락을 구부려
턱을 지지하면 한결
안정된 자세로 마사지할
수 있다. 깊은 호흡을
꾸준히 하자.

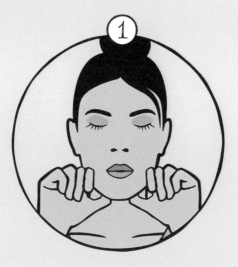

아래턱에
양 엄지손가락을 대고
목 근육과 턱뼈 사이
오목하게 들어간
부위를 누른다. 10초간
이 자세를 유지한다.
불편함이 느껴지면
호흡에 집중해 보자.
좀 더 편안한 기분이
들 것이다.

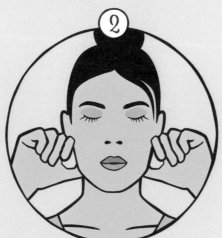

약간의 휴식기를 두고
마사지를 반복한다.
턱선을 따라 이동하며
귓볼 아래까지
하면 된다.

턱 라인 만들기

목을 스트레칭하면 경직되었던 근육이 이완되어 운동성이 높아진다.
또한 턱 라인이 예뻐지고 군턱(이중턱)이 완화되어 매끄러운 얼굴 윤곽을 갖게 된다.

효과

아래턱과 턱선 주변의
노폐물을 배출한다.

반복
8회 반복. 잠시 쉬었다
다시 8회 반복

시간
40초

환경
서기 또는 앉기

도구
필요 없음

참고
어깨나 목에 불편함이
느껴지면 즉시 운동을
중단한다. 앉아서
쿠션에 머리를 기대고
하면 한결 편하게
진행할 수 있다.

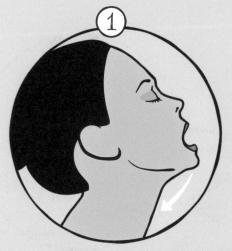

① 편안한 자세를 취하고
머리를 뒤로 살짝
젖힌다. 입을 벌리고
턱은 앞으로 내민다.

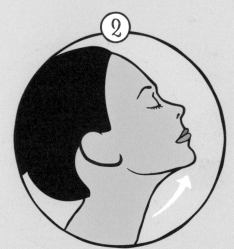

② 힘을 줘서 입을 다문다.
그러면 턱 아래쪽과
그 주변이 당기는
느낌이 들 것이다.

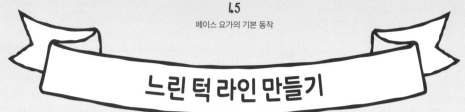

느린 턱 라인 만들기

왼쪽의 턱 라인 만들기의 느린 버전이다.
이 운동은 좀 더 강도가 높아서 결과도 더 좋다.

효과

아래턱과 턱선 주변의
노폐물을 배출한다.

반복

입 벌리기와 다물기
4회씩

시간

최대 1분 넘지 않기

환경

서기 또는 앉기

도구

필요 없음

참고

어깨나 목에 불편함이
느껴지면 즉시 운동을
중단한다. 앉아서
쿠션에 머리를 기대고
하면 한결 편하게
진행할 수 있다.

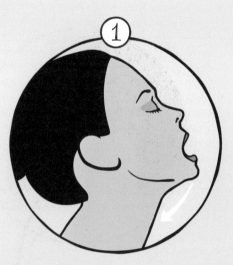

편안한 자세를 취하고
머리를 뒤로 살짝
젖힌다. 입을 벌리고
턱은 앞으로 내민다.
4초간 이 자세를
유지한다.

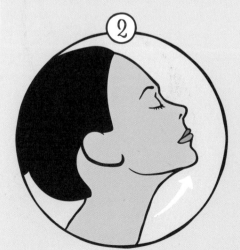

이번에는 입을 다물고
4초간 유지한다.

아래턱 손가락 관절 마사지

사실 아래턱은 우리가 생각하는 것 이상으로 많이 사용되기 때문에
주의를 기울여야 하는 부위다. 손가락 관절을 이용한 기술은 꽤 깊은 마사지를 할 수
있어서 뭉친 부위를 깨는 과정에서 다소 불편함을 느낄 수 있다.

효과

아래턱 주변의 긴장을
풀어 준다.

↻
반복
1회

⏱
시간
최대 2분 넘지 않기

🪑
환경
서기 또는 앉기

🧴
도구
필요 없음

📌
참고
치과 치료를 받은
뒤라면 하지 않는다.

①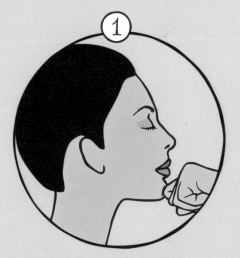

집게손가락을 구부린
뒤 손가락 관절을 아래
턱 중앙에 댄다. 10초간
누르면서 손가락의
압력과 눌리는 감각에
적응한다.

②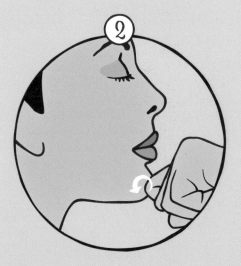

손가락 관절로 작은
원을 그리듯 돌려 준다.

아래턱 쥐기

아래턱에 누른 채 유지하기 기술을 쓰면 긴장된 곳을 풀고
턱선을 확실히 마사지할 수 있다.

효과

이 부위에 산소
공급량을 효과적으로
늘리고 입 주변의
운동성을 향상시킨다.

↻ 반복
1회

⏱ 시간
최대 30초 넘지 않기

🪑 환경
서기 또는 앉기

🧴 도구
필요 없음

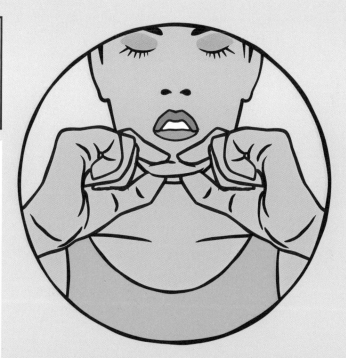

양 엄지손가락과 집게손가락을 이용해 아래턱을 잡아당긴다.
최대 30초간 이 자세를 유지한다.

목 이완: 1단계

목은 긴장도가 높은 부위라서 지압을 할 때 주의를 기울여 세심하게 해야 한다.
이 운동은 목 근육을 풀어 주는 동시에 내면에 집중하는 습관을 들이는 데 도움이 된다.

효과

긴장된 목을 풀어 주고
심신을 편안한 상태로
만들어 준다.

반복
5회

시간
15초

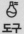
환경
서기 또는 앉기
거울 앞
눈 감기

도구
페이셜 오일 또는
페이셜 크림

참고
어깨를 뒤로 살짝
젖히고 힘을 뺀다.
길게 심호흡한다.

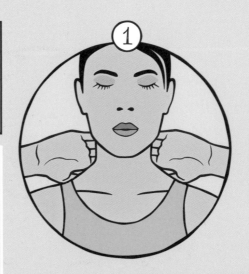

① 목에 페이셜 오일이나
페이셜 크림을 부드럽게
발라 준다. 손가락을
붙이고 목덜미에 댄다.

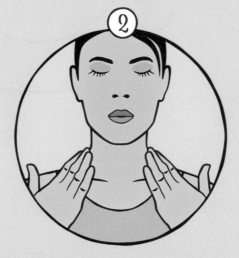

② 쇄골을 따라
내려오면서 꾹꾹 눌러
준다. 손을 떼지 않고
부드럽게 이어지듯
마사지한다.

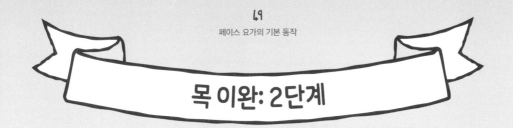

목 이완: 2단계

2단계는 목 부위의 불쾌한 통증을 완화하는 데 집중한 운동이다.

효과

긴장된 목을 풀어 주고 심신을 편안한 상태로 만들어 준다.

반복
5회

시간
15초

환경
서기 또는 앉기
거울 앞
눈 감기

도구
페이셜 오일 또는
페이셜 크림

참고
어깨를 뒤로 살짝 젖히고 힘을 뺀다. 길게 심호흡한다.

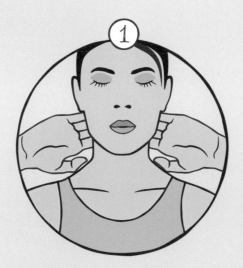

① 목에 페이셜 오일이나 페이셜 크림을 부드럽게 발라 준다. 손가락을 붙이고 양 귀 뒤쪽에 댄다.

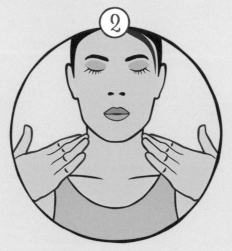

② 꾹꾹 누르며 목이 시작되는 부위까지 내려오며 지압한다.

목 꼬집기

꼬집은 채 유지하기 기술은 혈액 순환을 촉진하고
뻣뻣한 목으로 인한 통증을 완화하는 데 많은 도움이 된다.

효과

긴장되어 있거나 뻣뻣한
부위를 즉각적으로 풀어
준다. 꾸준히 하면 예쁜
목선을 만들 수 있다.

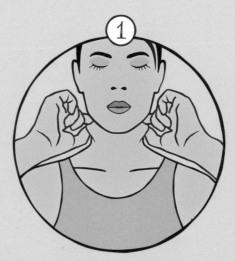

양 엄지손가락과
구부린 집게손가락으로
귀 아래쪽 피부를
꼬집는다. 20초간 이
자세를 유지하거나
긴장된 곳이 풀어질
때까지 유지한다.

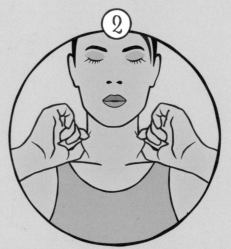

약간의 휴식기를 두고
꼬집기 마사지를
반복한다. 목이
시작되는 부위까지
내려오면서 하면 된다.

반복

1회

시간

5분

환경

앉기

도구

필요 없음

참고

이 마사지는 림프샘
근처를 지나면서
진행되기 때문에 관련된
약물 복용 중이라면
좋지 않은 영향을
줄 수 있다. 그러니
목 부위 치료를 받는
중이라면 하지 않는다.

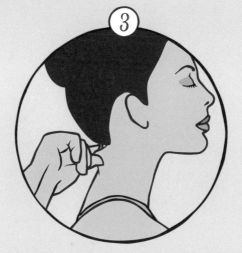

이번에는 목덜미에서
시작해서 목이
시작되는 부분까지
내려가면서
같은 동작을 반복한다.

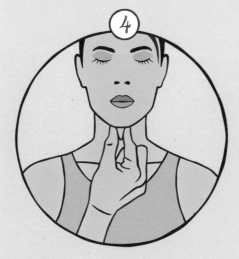

한 손으로 아래턱 쪽
목을 꼬집은 채 자세를
유지한다. 약간의
휴식기를 두고 가슴
쪽까지 내려가며
마사지한다.

쇄골 마사지

쇄골을 부드럽게 지압해 주면 쌓여 있던 노폐물이나 독소가 배출된다.
부드럽지만 강력한 자가 치유 운동이라 할 수 있다.

효과

쇄골의 부기를 빼면서
윤곽을 매끈하게
정리한다. 또한 혈액
순환과 면역기능도
향상된다.

반복

쇄골을 따라 5회,
쇄골 아래를 따라 5회

시간

30초

환경

서기 또는 앉기

도구

필요 없음

참고

양손을 교차로 하면
양쪽을 동시에 지압할
수 있다.

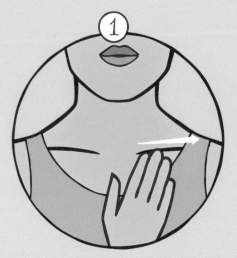

① 손을 펴고 손가락을
모두 붙여서 쇄골에
댄다. 가슴 중앙
부분에서 어깨
방향으로 쇄골을 따라
가볍게 눌러 준다.
5회 반복한다.

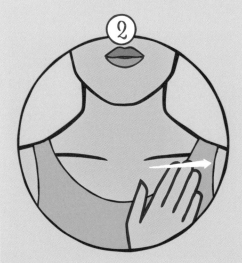

② 같은 자세로 쇄골
아래를 따라 지압한다.
5회 반복한다.
그런 다음 반대편
쇄골과 아래 라인도
동일하게 지압한다.

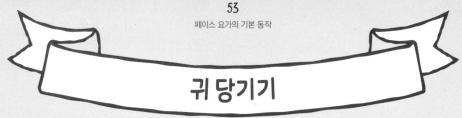

귀 당기기

하루 루틴에 귀 마사지를 집어넣으면 림프샘을 활성화하고
평소 간과했던 귀 부위의 긴장을 완화할 수 있다.

효과

긴장된 부위를
즉각적으로 풀어 준다.
위턱의 피부 탄력이
좋아지고 부기를 빼는
데 도움이 된다.

반복

2회

시간

25초

환경

서기 또는 앉기

도구

필요 없음

참고

감기에 걸렸거나,
기침을 하거나, 귀나 코,
목에 질환이 있다면
하지 않는다.

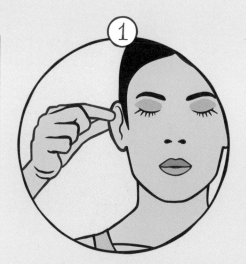

엄지손가락과
집게손가락으로 귀
위쪽 끝부분을 잡는다.
살짝 꼬집은 채 귀를
빠르게 당겼다가
제 위치로 돌아간다.

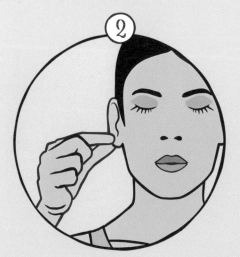

약간의 휴식기를 두고
마사지를 반복한다.
귓바퀴를 따라
내려가면서 하면 된다.
양쪽 귀 모두 골고루
마사지한다.

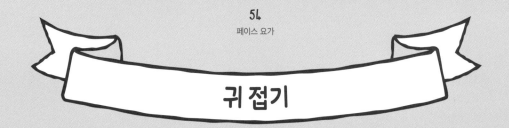

귀 접기

귀를 접어 오므리는 동작을 하면 평소에 잘 만져 주지 않는 부위의 긴장을 완화할 수 있다. 또한 혈액 순환이 촉진되고 마음이 진정되는 효과까지 있다.

효과

긴장된 부위를 즉각적으로 풀어 준다. 위턱의 피부 탄력이 좋아지고 부기를 빼는 데 도움이 된다.

반복
5회

시간
최대 1분 넘지 않기

환경
서기 또는 앉기

도구
필요 없음

참고
감기에 걸렸거나, 기침을 하거나, 귀나 코, 목에 질환이 있다면 하지 않는다.

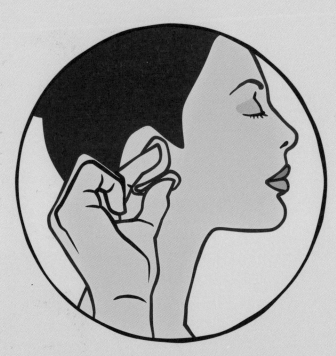

양 엄지손가락과 집게손가락 끝을 이용해 귀 끝부분을 잡고 오므린다. 5초간 이 자세를 유지한다. 마사지를 할 때마다 손의 위치를 조금씩 바꾸면서 모든 부위가 골고루 접히도록 한다.

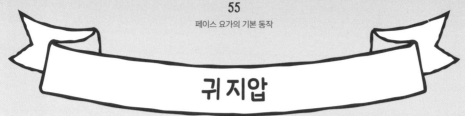

귀 지압

누른 채 유지하기 기술로 귀의 경락을 자극한다.
예민하고 누르면 아픈 귀 바깥쪽을 자극하면 전신의 혈액 순환이 원활해진다.

효과

긴장된 부위가
즉각적으로 풀리고
턱선이 매끈해진다.
심신이 편안해지는
느낌을 받기도 한다.

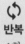

반복
1회

시간
최대 1분 넘지 않기

환경
서기 또는 앉기

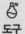

도구
필요 없음

참고
감기에 걸렸거나,
기침을 하거나, 귀나 코,
목에 질환이 있다면
하지 않는다.

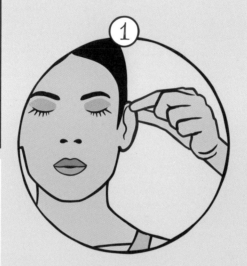

엄지손가락과
집게손가락을 이용해
귀의 가장 위쪽을
꼬집는다. 10초간 이
자세를 유지한다.

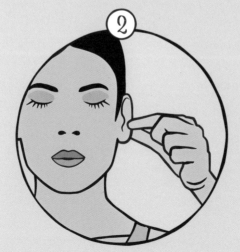

약간의 휴식기를 두고
귓바퀴를 따라
내려가면서 마사지를
반복한다. 양쪽 귀 모두
마사지한다.

MOUTH IN MOTION

입 운동

이번 장에서는 탄력 없는 입가 피부나 처진 입매, 입가 주름처럼 입 주변에서 생기는 문제들을 예방하는 데 도움이 되는 효율적인 마사지 기술을 알아본다. 입 안쪽과 바깥쪽을 집중적으로 마사지할 준비가 되었는가!

이 운동은 깊은 호흡(16쪽 참고)과 함께 하면 효과가 더욱 좋다.

입술 예열 운동

입은 얼굴 근육 중에서 움직임이 과도하게 많은 곳이다.
수면 뒤 간단한 입술 예열 운동으로도 입을 풀어 줄 수 있다.

효과

긴장되거나 굳은 입술을
즉각적으로 풀어 준다.

반복
10회

시간
20초

환경
서기 또는 앉기

도구
필요 없음

참고
공기를 내보낼 때
강하게 입술을
떨면서 소리를 내면
긴장된 부위가 훨씬
빨리 풀어진다.

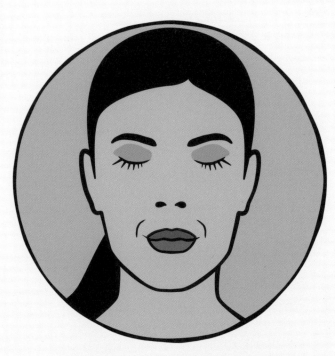

입에 힘을 빼고 입술 사이로 부드럽게 숨을 내쉰다.
점점 세게 힘을 주면 입술이 떨리면서 소리가 날 것이다.
회차마다 힘을 더 많이 주면서 진행해 보자.

볼 부풀리기

깊은 주름이 잘 생기는 입 주변의 근육을 활성화하면 말할 때 입을 움직이기에도
한결 편안하고, 주름을 완화하는 데도 도움이 된다.

효과

스트레스와 긴장으로
입 주변에 생긴 흔적을
없애고 노화를
예방한다.

반복
2회

시간
1분

환경
서기 또는 앉기

도구
필요 없음

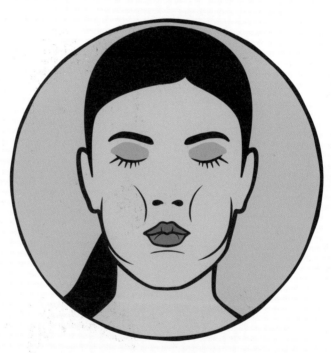

볼을 최대한 부풀리고 그 상태로 10초간 유지했다가
제자리로 돌아온다.
다시 볼을 최대한 부풀리고 20초간 유지한다.

볼 빨아들이기

이 운동은 강도가 높아서 꾸준히 하면 해당 부위의 탄력을 크게 올릴 수 있다.
또한 근육이 활성화되면서 긴장했던 부위도 풀어진다.

효과

탄력을 높이는 데
효과적이다. 광대뼈를
매끈하게 정리해 주고
볼 아래쪽의 긴장된
부분을 풀어 준다.

🔄
반복
2회

⏱
시간
최대 30초 넘지 않기

🪑
환경
서기 또는 앉기
거울 앞

⚱
도구
필요 없음

📌
참고
어느 정도 적응이 되면
4회로 늘리거나 유지
시간을 20~30초로
늘려 보자.

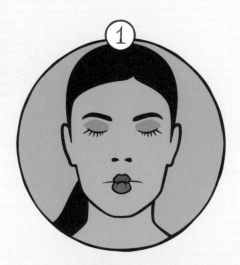

① 입술을 붙이고
뽀뽀하듯이 앞으로
쭉 뺀다.

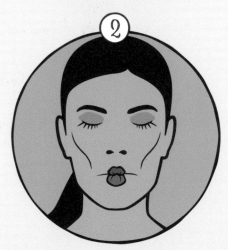

② 입안 공기를
빨아들인다. 양 볼이
홀쭉해질 정도로 힘을
줘서 빨아들여야 한다.
그러면 입술은
자연스럽게 앞으로 더
나올 것이다. 15초간 이
자세를 유지한다.

볼 밀어내기

입 안쪽을 움직이는 운동은 긴장된 근육을 풀어 주고
탄력을 강화하는 효과적이고 강력한 방법이다.

효과

긴장된 부위가 풀리면서
얼굴 근육의 움직임이
부드러워지고
탄력이 올라간다.

반복
한쪽당 2회

시간
최대 3분 넘지 않기

환경
서기 또는 앉기
거울 앞

도구
필요 없음

참고
입 관련 문제로
회복 중이거나 회복한 뒤,
외상을 겪은 뒤에
하면 좋다.
다만 치과 치료를 받은
직후라면 하지 않는다.

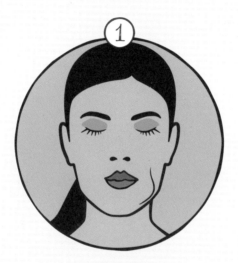

혀를 한쪽 볼에 대고
최대한 강하게 내민
상태에서 몇 초간
그대로 유지한다.

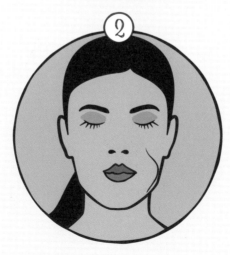

혀를 굴리면서 볼을
마사지한다. 몇 초 동안
하거나 긴장된 부분이
풀어질 때까지 하면
된다. 혀가 잘 닿지
않는 곳은 최대한
뻗어서 마사지한다.
반대쪽도 동일하게 한다.

입 활성화

입술과 입가를 마사지하는 이 집중 운동은 활력을 주는 동시에
하관의 뼈대를 모아 주어 얼굴이 작아 보이는 효과가 있다.

효과

입술과 입, 볼 주변의
탄력을 높이고 주변
라인을 매끈하게
정리해 준다.

↻
반복
2회

⏱
시간
최대 30초 넘지 않기

🪑
환경
서기 또는 앉기

🧴
도구
필요 없음

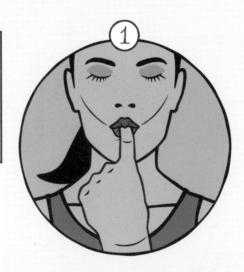

집게손가락을 사이에
두고 입술을 단단히
오므린다. 입술을
움직여서 손가락이
앞뒤로 움직이게
만든다.

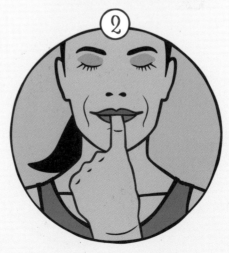

최대 15초간 동작을
지속한다.

입술 밀어내기

입술처럼 작은 부위를 집중적으로 움직여 주면 그 주변까지
탄력을 높이는 효과를 볼 수 있다.

효과

입꼬리에 탄력이 떨어져
처지지 않도록 예방해
주며 입의 움직임을
부드럽게 만든다.

반복

4회

시간

최대 1분 넘지 않기

환경

서기 또는 앉기

도구

필요 없음

참고

최근 치과 치료를
받았다면 하지 않는다.

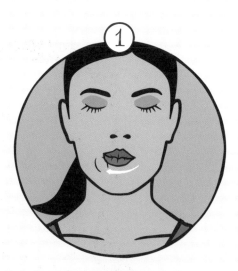

① 혀를 아랫입술
아래쪽에 대고 민다.
그 상태로 한쪽 끝에서
반대쪽까지 쓸어 준다.
입술 끝에서 10초간 이
자세를 유지한다.

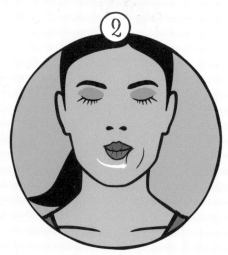

② 다시 반대 방향으로
쓸어 준다. 입술 끝에
다다르면 10초간 이
자세를 유지한다.

미소 저항 마사지: 1단계

이 운동은 근육의 움직임에 저항을 주어 해당 근육을 단련하는 방식이다.
지속적으로 하면 입가 근육이 탄탄해져서 주름을 예방할 수 있다.

효과

입가에 생기는 깊은
주름과 처짐을 예방하는
동시에 입가 긴장된
부위를 풀어 준다.

반복
5회

시간
최대 30초 넘지 않기

환경
서기 또는 앉기
거울 앞

도구
필요 없음

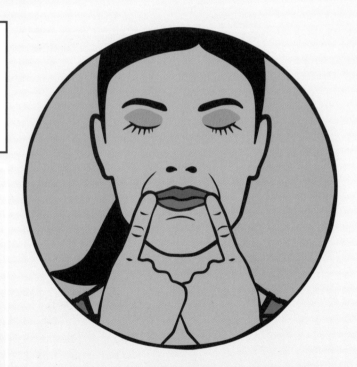

얼굴과 입에 힘을 푼다. 양 집게손가락을 입 가장자리에
대고 꾹 눌러서 입가를 긴장시킨다.
그 상태로 미소를 지어 본다. 입가가 올라가지 않도록
집게손가락에 힘을 준다. 5초간 이 자세를 유지한다.

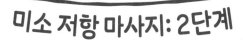

미소 저항 마사지: 2단계

이 운동은 1단계와 반대 방식으로 진행되며
입 근육 전체를 활성화시켜 탄력도를 높이는 효과를 낸다.

효과

입가에 생기는 깊은
주름과 처짐을
예방한다.

↻
반복
5회

⏱
시간
최대 30초 넘지 않기

🪑
환경
서기 또는 앉기
거울 앞

🧴
도구
필요 없음

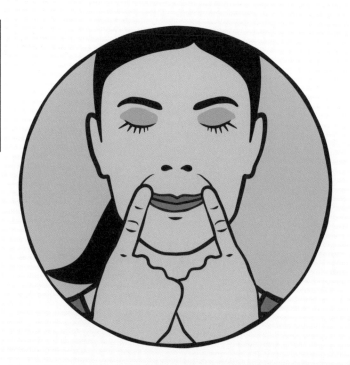

미소를 지은 채 양 집게손가락을 입 가장자리에 대고 꾹
누른다. 입술을 오므리는 표정을 짓는 동시에
집게손가락으로는 입술이 움직이지 않게 힘을 준다.
5초간 이 자세를 유지한다.

입술 깨물기

입술을 강한 압력으로 마사지하면 긴장된 부분이 풀리고 움직임도 한결 부드러워진다.
또한 혈액 순환이 촉진되어 생기가 돌게 된다.

효과

즉각적으로 입술이
두꺼워지는 효과를
누릴 수 있다.

반복

10회, 또는 긴장된
부위가 풀어질 때까지
계속한다.

시간

최대 1분 넘지 않기

환경

서기 또는 앉기
거울 앞

도구

립밤을 준비해도 좋다.

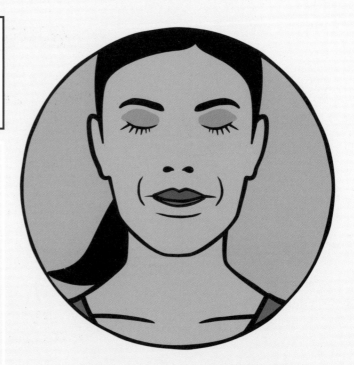

입술을 입안으로 말아 물고 입술에 힘을 준다.
이로 더 세게 입술에 압력을 주는 동시에
입술을 원상태로 돌리려고 힘을 준다.

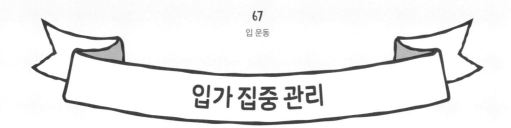

입가 집중 관리

손가락 관절을 이용해 입가를 천천히, 그리고 깊게 지압해 주면 입가 주름이 옅어지는
효과를 기대할 수 있다. 또한 깊은 주름 예방에도 좋다.

효과

긴장된 부위를
즉각적으로 풀고, 깊은
주름을 옅게 한다.

반복

5회

시간

최대 2분 넘지 않기

환경

서기 또는 앉기
거울 앞

도구

필요 없음

참고

치과 치료를 받은
뒤라면 하지 않는다.

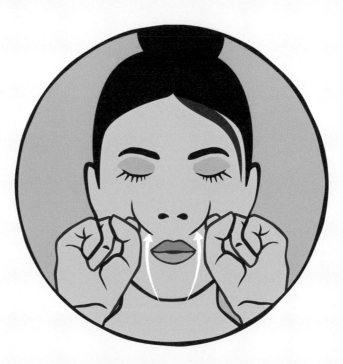

양 집게손가락을 구부린 뒤 아래턱에 대고 누른다.
그대로 천천히 위로 올라간다. 콧구멍 근처까지 오면 5초간
이 자세를 유지한다.

경고

다음에 소개하는 어떠한 지압과
마사지도 통증을 유발하지 않습니다.
둔통이나 찌르는 듯한 통증이 나타나면
문제가 있는 것이니 즉각 중단하고
병원에 가도록 하세요.

SCULPTED CHEEKS

예쁜 광대 만들기

이번에는 다소 시간이 걸리지만 더 근본적이고 지속적인 효과를 내는 '예쁜 광대를 만드는 집중 운동'에 대해 알아보겠다. 이 부위의 탄력을 올려 매끈한 광대 라인을 갖는다면 즐거운 마음으로 거울을 보게 될 것이다.

이 운동은 깊은 호흡(16쪽 참고)과 함께 하면 효과가 더욱 좋다.

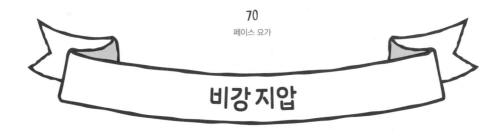

비강 지압

지압점을 눌렀을 때 압통이 느껴진다면 그 부위가 정체되고 긴장되어 있다는 의미이다.
이곳에 누른 채 유지하기 기술을 쓰면 산소가 원활히 공급되어 막힌 혈이 풀린다.

효과

긴장된 부위가
즉각적으로 풀리고
호흡이 편해지면서 꺼진
볼이 차오른다.

반복

2회

시간

최대 45초 넘지 않기

환경

서기 또는 앉기
거울 앞

도구

필요 없음

참고

누르고 있을 때
호흡에도 신경 쓴다.

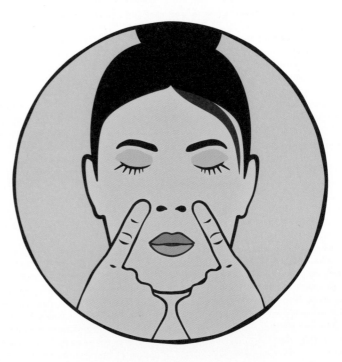

양 집게손가락을 비강 옆에 대고 20초간 꾹 누른다.

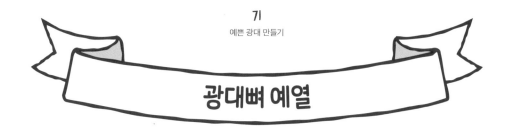

광대뼈 예열

광대뼈 아래는 자기도 모르게 많이 긴장되어 있는 부위다. 그대로 두면 나중에는
얼굴근육의 움직임이 둔해지고 부기와 깊은 주름마저 생길 수 있다.

효과
혈액 순환이 원활해지고
경직된 부위가
풀려 탄력이 올라간다.

반복
5회

시간
최대 1분 넘지 않기

환경
서기 또는 앉기
거울 앞

도구
페이셜 오일 또는
페이셜 크림

참고
지압을 할 때
호흡에도 신경 쓴다.

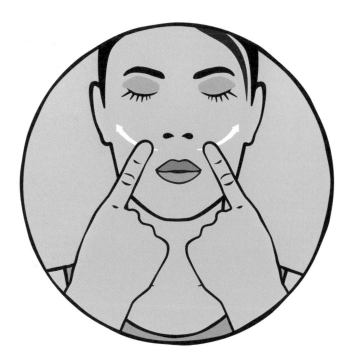

페이셜 오일이나 페이셜 크림을 얼굴에 부드럽게 발라 준다.
양 집게손가락을 비강 옆에 대고 꾹 누른다. 광대뼈 아래를
따라 천천히 지압하며 귀까지 이어간다.

광대뼈 손가락 관절 마사지

표정을 지을 때도 잘 사용되지 않는 근육을 손가락 관절로 마사지해 주면
산소 공급량이 늘어나 부종을 유발하는 노폐물이 배출된다.

효과

뭉친 부위를 풀어서
즉각적으로 긴장을
완화한다. 또한
매끈한 라인을 만든다.

반복

5회, 잠깐 쉬었다가
다시 반복한다.

시간

최대 2분 넘지 않기

환경

서기 또는 앉기
거울 앞

도구

페이셜 오일 또는
페이셜 크림

참고

지압을 할 때 호흡에도
신경 쓴다.

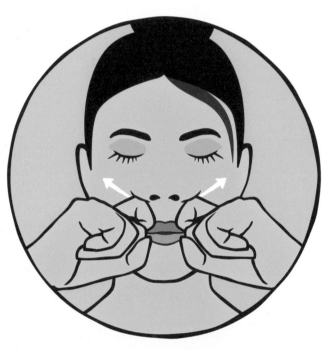

페이셜 오일이나 페이셜 크림을 얼굴 전체에 부드럽게
바른다. 양 집게손가락을 구부린 뒤 비강 옆에 대고
꾹 누른다. 광대뼈 아래를 따라 미끄러지듯 귀까지 이동한다.
일정한 세기로 천천히 마사지해야 한다.

광대뼈 윤곽 정리: 1단계

누른 채 유지하기 기술은 이 부위의 윤곽을 매끈하게 정리하고 산소 공급량을 늘린다.
또한 뭉친 근육을 완전히 풀어 준다.

효과

긴장된 부위를 확실히
풀어 줄 수 있다.
즉각적으로 매끈한 광대
라인을 만들어 준다.

반복

1회

시간

최대 2분 넘지 않기

환경

서기 또는 앉기
거울 앞

도구

페이셜 오일 또는
페이셜 크림

참고

5초간 누르고 있을 때
호흡에 신경 써야 한다.

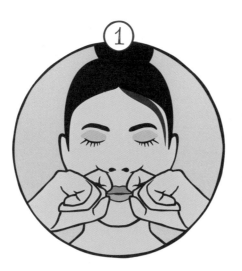

얼굴에 페이셜 오일이나
페이셜 크림을 바른다.
양 집게손가락을
구부린 뒤 관절을 비강
옆에 대고 꾹 누른다.
5초간 이 자세를
유지한다.

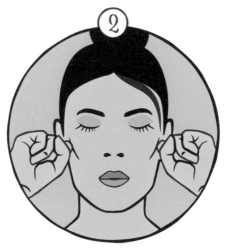

약간의 휴식기를 두고
마사지를 반복한다.
광대뼈 아래를 따라
이동하며 귀가
시작되는 부위까지
하면 된다.

광대뼈 윤곽 정리: 2단계

이 운동은 평소 사용하지 않는 부위를 풀어 주는 데 집중하여 볼을 더 강도 높게 마사지하는 것을 목표로 한다.

효과

긴장된 부위가 확실히 풀리며, 즉각적으로 매끈한 광대 라인을 만들어 준다.

반복

1회

시간

최대 5분 넘지 않기

환경

서기 또는 앉기
거울 앞

도구

페이셜 오일 또는
페이셜 크림

참고

5초간 누르고 있을 때와 아래쪽으로 내려가는 동작을 할 때 호흡에 신경 써야 한다.

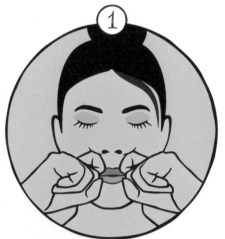

얼굴에 페이셜 오일이나 페이셜 크림을 바른다. 양 집게손가락을 구부린 뒤 비강 옆에 대고 꾹 누른다. 5초간 이 자세를 유지한다.

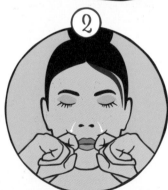

누른 상태로 볼이 꺼진 아래쪽으로 천천히 움직인다.

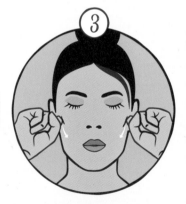

약간의 휴식기를 두고 ①과 ②를 반복한다. 광대뼈 아래를 따라 이동하며 귀가 시작되는 부위까지 누르고 5초간 유지하기를 반복하면 된다.

광대뼈 윤곽 정리: 3단계

앞에서 설명한 1, 2단계의 마사지에 동작을 더 추가하면
뭉친 근육을 더 깊게 자극할 수 있고 효과 또한 두 배가 된다.

효과

긴장된 부위가 확실히
풀리며, 즉각적으로
매끈한 광대 라인을
만들어 준다.

반복

1회

시간

최대 5분 넘지 않기

환경

서기 또는 앉기
거울 앞

도구

페이셜 오일 또는
페이셜 크림

참고

5초간 누르고 있을 때와
아래쪽으로 내려가는
동작을 할 때 호흡에
신경 써야 한다.

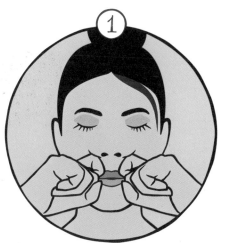

얼굴에 페이셜 오일이나
페이셜 크림을 바른다.
양 집게손가락을
구부린 뒤 비강 옆에
대고 꾹 누른다. 5초간
이 자세를 유지한다.

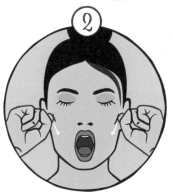

누른 상태로 볼이 꺼진 아래쪽으로
천천히 움직인다.
마사지는 입을 벌린 채 진행한다.

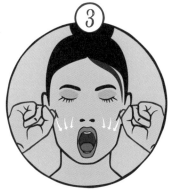

약간의 휴식기를 두고
광대뼈 아래를 따라 이동하며
①과 ②를 반복한다. 귀가 시작되는
부위까지 마사지하면 완성된다.

손가락 관절로 누르기

이 운동은 광대뼈 아래를 즉각적으로 활성화해서 긴장된 부위를 풀어 주는 동시에
광대뼈와 얼굴 골격을 매끈하게 정리해 준다.

효과

뭉쳐 있던 얼굴의
속근육까지 풀리면서
매끈한 광대를
만들어 준다.

반복
입 벌리기와 다물기
10회씩

시간
최대 1분 넘지 않기

환경
앉기

도구
페이셜 오일 또는
페이셜 크림

참고
깊게 호흡하는 것도
잊지 말자.

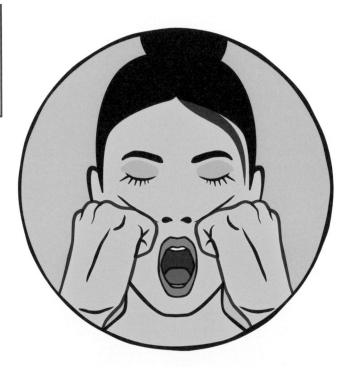

얼굴에 페이셜 오일이나 페이셜 크림을 부드럽게 바른다.
양 주먹을 쥐고 손가락 관절을 광대뼈 아래에 댄다.
힘을 주고 최대한 깊게 누른다.
아주 느린 속도로 입을 벌렸다 다문다.
더 깊고 일정한 세기로 마사지하고 싶다면 팔꿈치를
탁자에 올리고 눈을 감은 채 진행한다.

집중 손가락 지압

턱관절 부위는 스트레스에 취약해서 쉽게 경직되고 그대로 두면
광대뼈 라인이 무너질 수 있다. 누른 채 유지하기 기술로 턱관절을 지압하면
뭉친 부위를 완전히 풀어 줄 수 있다.

효과

긴장된 부위를
집중적으로 풀어 주어
매끈한 광대를
만들 수 있다.

↻
반복
10회

⏱
시간
최대 1분 넘지 않기

환경
앉기

도구
필요 없음

📌
참고
깊게 호흡하는 것도
잊지 말자. 이 마사지는
치과 치료를 받은
뒤라면 하지 않는다.

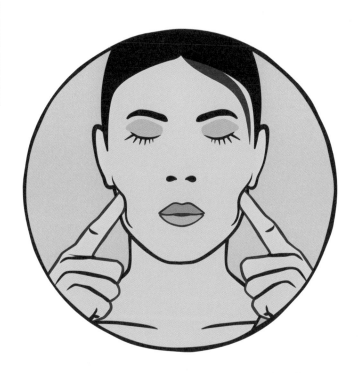

양 집게손가락을 턱관절 가까이에 대고 꾹 눌러 준다.
10초간 이 자세를 유지한다.
더 깊고 일정한 세기로 마사지하고 싶다면 팔꿈치를
탁자에 올리고 눈을 감은 채 진행한다.

광대뼈 엄지손가락 지압

아래에서 위로 올라가면서 지압을 하면 쌓여 있던 노폐물이 배출되고 부기가 빠진다.

효과
광대뼈 라인을 정리하고
긴장된 부위를
풀어 준다.

반복
1회

시간
최대 1분 넘지 않기

환경
서기 또는 앉기
거울 앞

도구
페이셜 오일 또는
페이셜 크림

참고
10초간 누르고 있을 때
호흡에 신경 써야 한다.

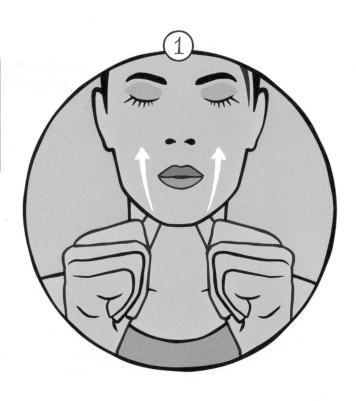

얼굴에 페이셜 오일이나 페이셜 크림을 바른다.
양 엄지손가락을 아래턱에 대고 누른다.
이 상태에서 광대뼈까지 수직으로 미끄러지듯 올라간다.
광대뼈에서 10초간 그대로 유지한다.

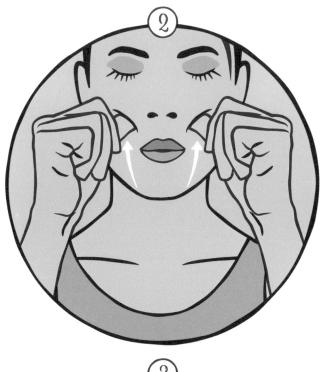

①의 시작 지점에서
옆으로 조금 이동한 뒤
동일한 방식으로
마사지한다.

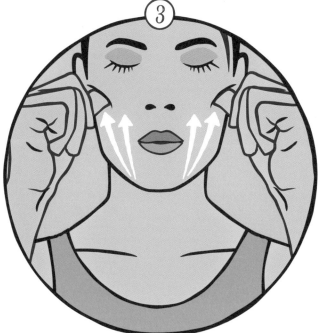

약간의 휴식기를 두고
이동해 가며 마사지를
반복한다. 광대뼈 아래,
쏙 들어가는 부분이
끝나는 지점까지 하면
된다.

경고

다음에 소개하는 어떠한 지압과
마사지도 통증을 유발하지 않습니다.
둔통이나 찌르는 듯한 통증이 나타나면
문제가 있는 것이니 즉각 중단하고
병원에 가도록 하세요.

FOREHEAD FOCUS

이마 집중 관리

이마의 가로 주름 또는 미간의 표정 주름을 옅게 만들거나 예방하려면 특히 이 운동에 집중해야 한다. 눈썹을 기준점으로 삼고 주변을 부드럽게 마사지하면서 문제들을 해결해 보자. 페이셜 오일이나 페이셜 크림을 바르고 마사지를 하면 피부 상태가 개선되는 효과도 나타난다. 주름이 옅어질 뿐만 아니라 긴장성 두통, 특히 볼록 들어간 관자놀이 주변의 통증을 어느 정도 완화시켜 준다. 인상을 찌푸릴 때의 움직임을 인지할 수 있어 습관성 표정을 고치는 데도 도움이 될 것이다.

이 운동은 깊은 호흡(16쪽 참고)과 함께 하면 효과가 더욱 좋다.

이마 두드리기

손끝을 이용해 이마를 자극하는 마사지는
해당 부위를 따뜻하게 하는 데 효과적이다.

효과

이마를 예열하고
피부를 진정시킨다.

반복
1회

시간
30초

환경
서기 또는 앉기

도구
필요 없음

참고
관자놀이를 피해서
한다.

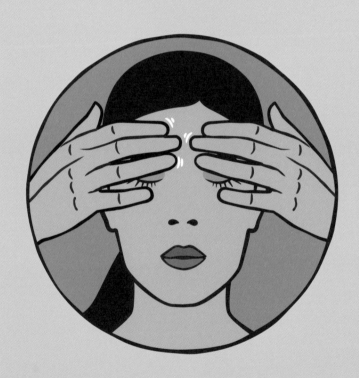

손가락 끝으로 이마 전체를 꾹꾹 눌러 준다.
손가락 위치를 바꿔가며 골고루 누른다.

관자놀이 마사지

관자놀이는 예민한 곳이라 긴장되기 쉽다.
조심스럽게 마사지해야 한다.

효과

긴장된 부위가
즉각적으로 풀린다.

반복
앞쪽으로 10회,
뒤쪽으로 10회

시간
약 20초간

환경
서기 또는 앉기

도구
필요 없음

참고
이 부위는 절대 강하게
누르면 안 된다.

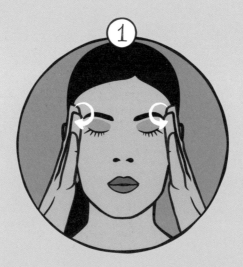

손가락을 모두 붙이고
완전히 편 상태로
관자놀이에 대고
부드럽게 누른다.
원을 그리듯 돌려 준다.
앞쪽으로 10회 돌린다.

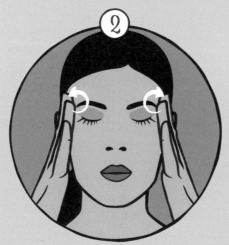

동일한 방식으로
뒤쪽으로 10회 돌린다.

이마 쓸어 주기

이마 피부를 위쪽으로 쓸어 주는 마사지를 하면
이마 긴장을 풀어 주어 주름을 예방할 수 있다.

효과

가로와 세로 주름을
옅게 하는 데
도움을 준다.

↻ 반복

5회

⏱ 시간

최대 1분 넘지 않기

🪑 환경

서기 또는 앉기
거울 앞

🧴 도구

페이셜 오일 또는
페이셜 크림

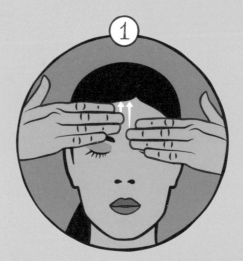

페이셜 오일이나
페이셜 크림을
손가락에 바른다.
손가락을 모두 붙이고
완전히 편 상태로 이마
중앙에 대고 꾹 누른다.
양손을 번갈아 가며
위쪽으로 쓸어 올린다.

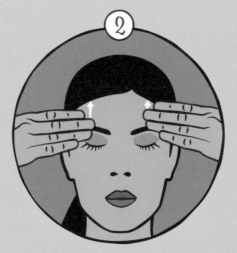

이마 중앙에서부터
바깥쪽까지 동일한
방식으로 마사지를
이어 나간다.

이마 중앙 마사지

이마 중앙처럼 특정한 부위를 마사지하면
긴장된 근육이 많이 풀리고, 심신을 이완하는 데 도움이 된다.

효과

긴장성 두통을 완화하고
마음을 집중하는 데
효과가 있다.

반복

1회, 긴장성 두통이
있다면 최대 3회까지
할 수 있다.

시간

한 번에 20초

환경

서기 또는 앉기

도구

필요 없음

참고

팔꿈치를 탁자에 대고
하면 좀 더 편하게
마사지할 수 있다.

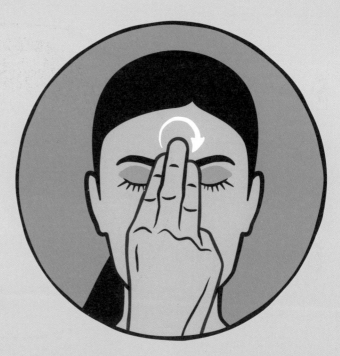

집게손가락, 가운뎃손가락, 약손가락을 한데 모으고
이마 중앙에 댄다. 꾹 누른 상태에서 손끝을 이용해
20초간 작은 원을 그리듯 돌린다.

눈썹 지압

눈썹 주변의 경직된 근육을 풀어 주면 움직임이 훨씬 부드러워지고
이마를 과도하게 사용하던 습관이 좋아질 수 있다.

효과

긴장된 부위를
즉각적으로 풀고 얼굴
표정을 부드럽게 만든다.

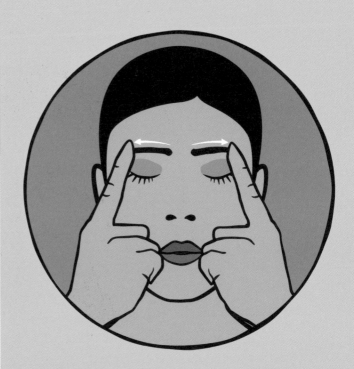

↻ 반복
10회

⏱ 시간
약 1분

🧍 환경
서기 또는 앉기

🔖 도구
필요 없음

📌 참고
이 운동은 눈을 감고
하면 긴장이 더 잘
풀려 효과가 좋다.

양 집게손가락을 눈썹 안쪽에 대고 꾹 눌러 준다.
아주 느린 속도로 눈썹 끝 방향으로 지압한다.

이마 지압

이마를 부드럽게 마사지해 주면 긴장된 부위가 완전히 풀리고
혈액 순환이 촉진되어 매끄러운 이마를 만들 수 있다.

효과

긴장된 부위를
즉각적으로 풀고 피부를
매끄럽게 가꾸며 가로
주름을 옅게 할 수 있다.

반복
10회

시간
최대 1분 넘지 않기

환경
서기 또는 앉기
거울 앞

도구
페이셜 오일 또는
페이셜 크림

참고
마사지는 중간에
끊기지 않게 한 번에
이어가야 한다.

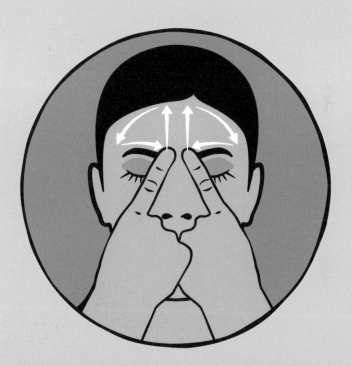

이마에 페이셜 오일이나 페이셜 크림을 소량 바른다.
양 집게손가락을 눈썹 안쪽에 대고 꾹 눌러 준다.
헤어라인까지 올라갔다가 라인을 따라 아래로 쓸어내린 뒤
눈썹 끝에 다다르면 다시 처음 위치로 이동한다.
이 마사지는 손을 떼지 않고
부드럽게 이어서 진행해야 한다.

손가락 관절 마사지(세로)

손가락 관절을 이용하면 강한 지압을 할 수 있어
긴장된 부위를 더 효과적으로 풀 수 있다.
또한 산소 공급량이 늘어나 피부가 매끄러워지고 활력이 돈다.

효과

긴장된 부위를
즉각적으로 풀고 피부를
부드럽게 만든다. 표정
주름을 옅게 하며 세로
주름과 가로 주름을
예방할 수 있다.

반복
1회

시간
최대 2분 넘지 않기

환경
서기 또는 앉기
거울 앞

도구
페이셜 오일 또는
페이셜 크림

참고
두통이나 편두통이
있을 때는 하지 않는다.

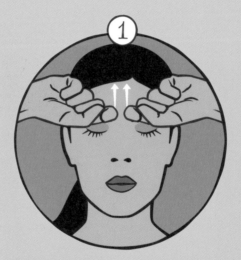

이마에 페이셜 오일이나
페이셜 크림을 소량
바른다.
양 집게손가락을
구부린 뒤 관절 부분을
양 눈썹 사이에 대고
꾹 눌러 준다.
그 상태로 미끄러지듯
위로 천천히 올라간다.
헤어라인까지 올라가면
된다.

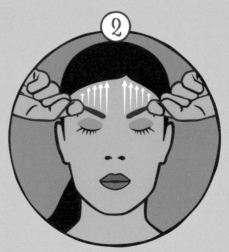

처음 시작했던 위치보다
살짝 바깥쪽으로
이동한 지점에서 다시
시작한다. 약간의
휴식기를 두고 마사지를
반복한다. 눈썹 끝까지
하고 마무리한다.

손가락 관절 마사지(가로)

관절을 이용해 가로로 마사지를 하면 잘 쓰지 않던 근육이 활성화된다.
그러면 이마 피부를 더 부드럽고 매끈하게 가꿀 수 있다.
또한 이마를 찡그리는 습관성 표정을 인지해 고칠 수 있다.

효과

긴장된 부위를
즉각적으로 풀고 피부를
부드럽게 만든다. 표정
주름이 옅어지고 세로
주름과 가로 주름을
예방할 수 있다.

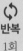
반복
1회

시간
최대 2분 넘지 않기

환경
서기 또는 앉기
거울 앞

도구
페이셜 오일 또는
페이셜 크림

참고
두통이나 편두통이
있을 때는 하지 않는다.

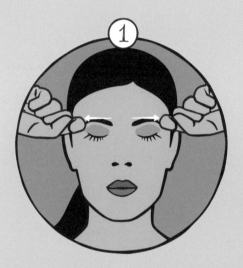

이마에 페이셜 오일이나
페이셜 크림을 소량
바른다.
양 집게손가락을
구부린 뒤 관절을 눈썹
사이에 댄다. 꾹 누른
상태에서 눈썹 라인을
따라 미끄러지듯
천천히 이동한다.

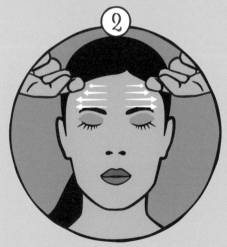

약간의 휴식기를 두고
마사지를 반복한다.
이번에는 눈썹 바로
위에서 시작하며,
헤어라인에 다다를
때까지 조금씩
올라가면서 한다.
눈썹을 기준으로 하면
위치 잡기가 쉬울
것이다.

미간 주름 손가락 관절 마사지: 1단계

보통 미간의 표정 주름은 주름이 생길 때까지 인지하지 못하는 경우가 많다.
표정 주름이 생긴 부위를 마사지하면 주름이 더 깊어지지 않도록 예방하고
자신이 평소에 찡그리는 습관이 있음을 알게 된다.

효과

표정 주름이 옅어지는
즉각적인 효과를 볼 수
있다. 또한 긴장된
근육도 풀어 준다.

반복
2회

시간
최대 1분 넘지 않기

환경
서기 또는 앉기
거울 앞

도구
필요 없음

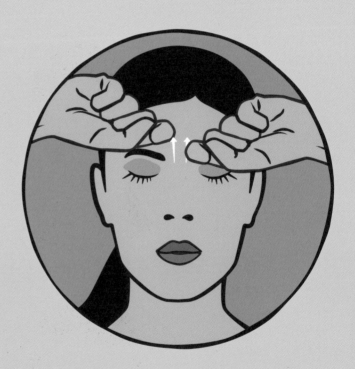

양 집게손가락을 구부린 뒤 관절을 눈썹 사이에 댄다.
꾹 누른 상태에서 위쪽으로 미끄러지듯 올라간다.
오른손과 왼손을 번갈아 가며
짧고 빠르게 20회 쓸어 올린다.

미간 주름 손가락 관절 마사지: 2단계

손가락 관절을 이용해 원을 그리듯 마사지해 주면
더 광범위하게 근육을 자극하고 풀 수 있어서 피부 표면이 매끄러워진다.

효과

표정 주름이 옅어지는
즉각적인 효과를 볼 수
있다. 또한 긴장된
근육도 풀어 준다.

반복
2회

시간
최대 1분 넘지 않기

환경
서기 또는 앉기
거울 앞

도구
필요 없음

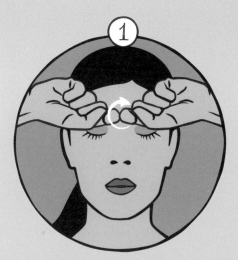

양 집게손가락을
구부린 뒤 관절을 눈썹
사이에 댄다. 꾹 누른
상태에서 작은 원을
그리듯 돌리면서
마사지한다.

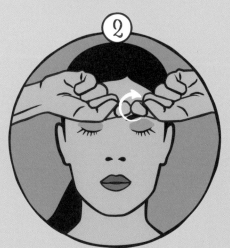

다음에는 오른쪽 눈썹
앞머리까지 마사지하고
원위치로 돌아온다.
왼쪽 눈썹도 동일하게
마사지한다.

참고
다음에 소개하는 대부분의 마사지는
거울을 앞에 두고 하면
정확한 위치를 확인할 수 있습니다.
렌즈를 끼고 있다면 빼고 진행하세요.

OPTIC VERVE

활력 넘치는 눈가

최소한의 움직임이지만 눈가에 생기를 불어넣고 부기를 빼 주며 주변 근육을 강화해 눈꺼풀 처짐을 예방하는 데 가장 효과적인 운동이다. 눈가는 얼굴에서 가장 예민한 부위라서 반드시 손에 힘을 빼고 마사지해야 하며, 아이 크림 또는 아이 세럼을 바르고 하는 것을 추천한다.

눈 두드리기

눈이 피로할 때 눈을 감고 '두드리기' 같은 간단한 기술로 마사지해 주면
눈가를 깨우고 다시금 활기를 불어넣을 수 있다.

효과

부드럽게 마사지하여
눈가 활력을 되찾을 수
있다.

반복
1회

시간
최대 1분 넘지 않기

환경
서기 또는 앉기
거울 앞

도구
필요 없음

참고
팔꿈치를 탁자에 대고
하면 좀 더 편하게
마사지할 수 있다.

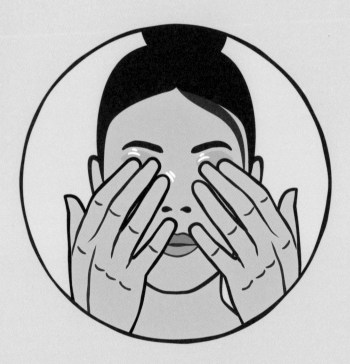

눈을 감는다.
손가락 끝을 눈꺼풀 위에 올려 살살 두드려 준다.
손가락 위치를 바꿔가면서 두드린다.

눈 마사지

피로한 눈을 진정시키고 활력을 주는 부드러운 마사지 방법이다.

효과

눈에 활력을 준다.

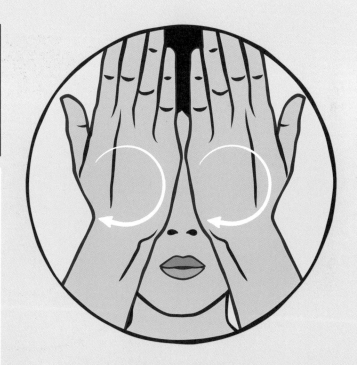

↻ 반복

시계 방향으로 10회,
반시계 방향으로 10회

⏱ 시간

최대 1분 넘지 않기

🪑 환경

앉기

🔧 도구

필요 없음

 참고

팔꿈치를 탁자에 대고
하면 좀 더 편하게
마사지할 수 있다.

양손을 눈에 올린다.
손바닥을 살짝 오므려서 눈에는 직접 닿지 않게 한다.
손바닥 위쪽의 도톰한 부분을 이용해
눈가 뼈를 부드럽게 누른다.
느린 속도로 원을 그리듯 돌려 준다.
시계 방향으로 10회, 반대 방향으로도 똑같이 돌린다.

눈가 마사지

눈 주변의 뼈를 마사지하면 눈이 환해지는 느낌이 들면서
눈 아래에 쌓여 있던 노폐물이 배출된다.

효과

즉각적으로 눈에 활력을
주고 부기를 빼 준다.

반복
1회

시간
2분

환경
서기 또는 앉기

도구
필요 없음

참고
천천히 하면 최대의
효과를 볼 수 있다.

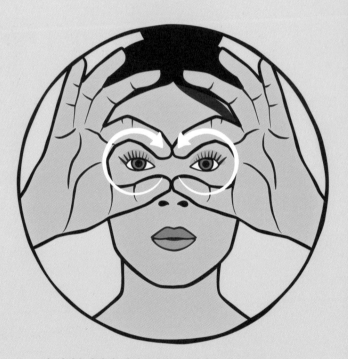

양 엄지손가락과 집게손가락으로 'C'자 모양을 만들어
눈을 둘러싼 뼈에 올리고 꾹 눌러 준다.
그 상태로 원을 그리듯 천천히 돌리면서
이 부위를 전부 마사지한다.

눈 아래 두드리기

예민한 눈가를 가볍게 두드리면 쌓여 있던 노폐물이 배출되어
눈이 환해지는 효과를 볼 수 있다. 자극이 적은 훌륭한 마사지 기술 중 하나이다.

효과

눈가에 쌓인 스트레스를
풀고 부기를 제거한다.

반복

5회

시간

2분

환경

서기 또는 앉기

도구

필요 없음

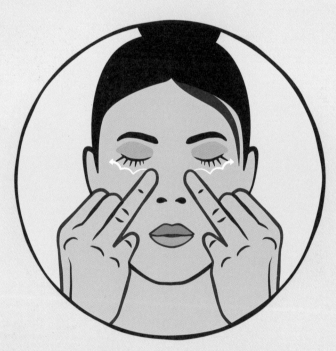

양쪽 약손가락을 이용해 눈 아래,
코가 시작되는 부분 가까이에 대고 꾹 눌러 준다.
눈꼬리 쪽을 향해 지압을 이어 나간다.

눈 안쪽 지압

특정 부위를 지압하면 긴장과 스트레스가 풀리면서 전체적인 균형이 맞춰진다.

효과

눈가 부기를 빼고
매끈한 눈매를 만든다.
또한 긴장성 두통과
눈의 피로에도 즉각적인
효과를 볼 수 있다.

반복
10초간, 또는 긴장이
완화될 때까지 누른다.

시간
10초

환경
서기 또는 앉기

도구
필요 없음

참고
일정하게 심호흡을 한다.
깍지는 굳이 끼지
않아도 된다.

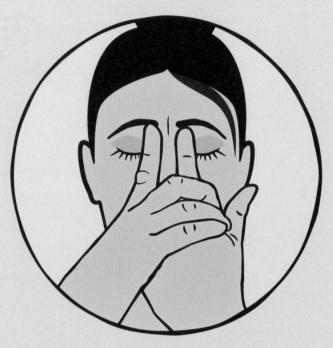

손을 깍지 낀 채 양 집게손가락을 눈썹뼈 안쪽 바로 아래에
대고 전체적으로 고르게 눌러 준다.
압통이 느껴지는 곳이 있다면 더 힘을 주고
잠시 그대로 유지한다.

눈썹 푸시업

그대로 두면 나이가 듦에 따라 눈꺼풀이 처지는데,
이에 영향을 주는 근육의 움직임에 저항하는 방식의 운동이다.
평소 사용하지 않는 눈가 근육을 단련할 수 있다.

효과

눈 위쪽 근육을
즉각적으로 강화한다.

↻ 반복
10회

⏱ 시간
최대 1분 넘지 않기

🧍 환경
서기 또는 앉기

🔔 도구
필요 없음

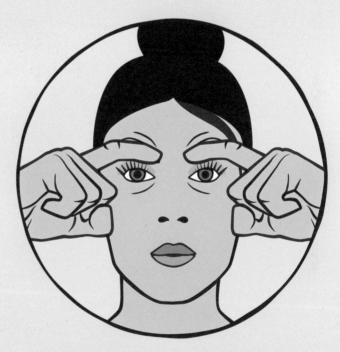

양 집게손가락의 측면을 눈썹에 대고 지그시 눌러 준다.
5초간 눈썹을 찌푸리는 동시에 손가락으로는 근육이
움직이지 않게 힘을 준다.

눈썹 손가락 관절 마사지

눈썹 아래를 손가락 관절로 지압하면 매끈한 눈매를 가꿀 수 있고
눈꺼풀 처짐을 방지할 수 있다.

효과

눈썹 근육에 탄력이
붙으면 눈이 더 커
보이게 된다.

반복

5회

시간

최대 1분 넘지 않기

환경

서기 또는 앉기
거울 앞

도구

필요 없음

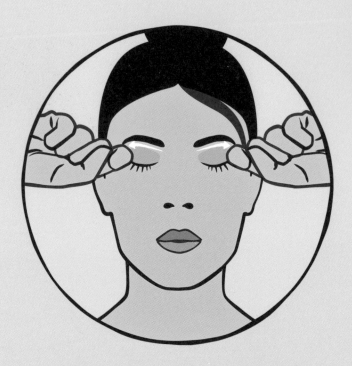

양 집게손가락을 구부린 뒤 관절을 눈썹 머리 아래에 대고
꾹 누른다. 그 상태로 관절을 끌어당기듯 눈썹 끝으로
이동하며 마사지한다.

눈 아래 집중 마사지

눈가 피부를 당겨 주면 눈 아래의 푹 꺼진 부위를
더 깊고 정확한 방식으로 마사지할 수 있다.

효과

눈가 부기를 즉각적으로
가라앉힌다.

반복
양쪽 2회씩

시간
약 2분

환경
서기 또는 앉기
거울 앞

도구
필요 없음

참고
힘 주어 누르지 않도록
주의하자.

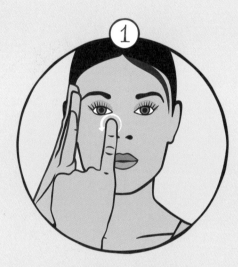

한 손으로 눈 바깥쪽
피부를 부드럽게
잡아당긴다.
그 상태로 다른 손
집게손가락을 이용해
눈 아래를 원을 그리듯
부드럽게 마사지한다.
콧대 근처부터
시작한다.

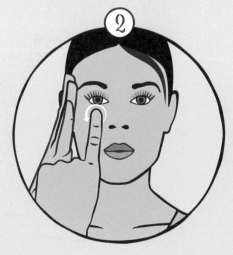

약간의 휴식기를 두고
마사지를 반복하며
눈꼬리까지 진행한다.
끝나면 반대쪽 눈 밑도
마사지한다.

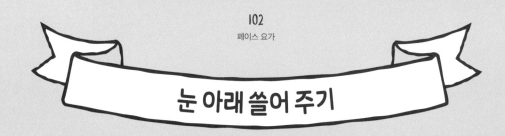

눈 아래 쓸어 주기

이 운동은 눈 아래 쌓인 노폐물을 배출시켜
다크서클을 완화하고 잘 쉰 것 같은 환한 눈가를 만들어 준다.

효과

눈가의 부기를
즉각적으로 가라앉히며
눈가 피부도 개선된다.

반복
양쪽 2회씩

시간
약 1분

환경
서기 또는 앉기
거울 앞

도구
필요 없음

참고
힘 주어 누르지 않도록
주의하자.

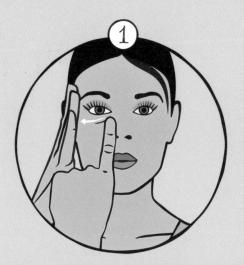

한 손으로 눈 바깥쪽
피부를 부드럽게
잡아당긴다. 그 상태로
다른 손 집게손가락을
이용해 눈 아래를
부드럽게 쓸어 준다.
콧대 근처에서 시작해
눈꼬리 방향으로
진행한다. 8회 반복한다.

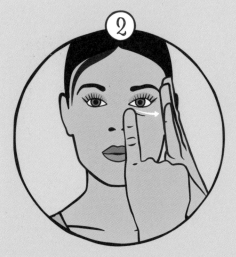

같은 방식으로 반대쪽
눈가도 8회 쓸어 준다.

눈매 교정

민감한 눈가 피부의 경우 아주 작은 움직임과 지압으로
조심스럽게 마사지해야 한다는 사실을 잘 보여주는 운동이다.

효과

눈 아랫부분이 매끄럽게
정리되고 부기가
가라앉는다.

반복
양쪽 10회씩

시간
최대 30초 넘지 않기

환경
서기 또는 앉기
거울 앞

도구
필요 없음

참고
눈 수술이나 시술을
받은 뒤라면 하지
않는다.

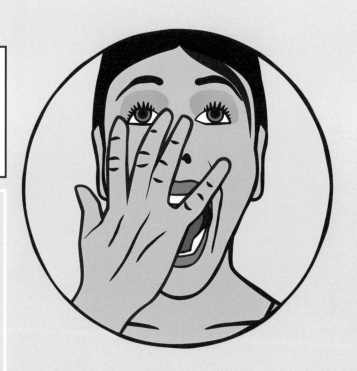

가운뎃손가락을 눈머리에, 집게손가락은 눈꼬리 부근에 대고
지그시 누른다. 이마에 주름이 생기지 않도록 주의하면서
시선을 천장으로 올린다. 입은 'O' 모양으로 벌린다.
눈가가 살짝 당기는 느낌이 들어야 한다.
몇 초간 그대로 유지했다가 풀어 주기를 10회 반복한다.
반대쪽 눈도 동일하게 운동한다.

참고
다음에 소개하는 대부분의 마사지는
거울을 앞에 두고 하면 정확한 위치를
확인할 수 있습니다.

SKIN ILLUMINATION WORKOUT

피부 광채 운동

다음은 피부 재생에 집중한 운동들이다. 쓸어 주기 기술로 독소를 빼고 꼬집은 채 유지하기 기술로 혈액 순환을 원활히 하면 더 빛나는 피부 톤을 갖게 될 것이다. 피부를 꼬집고 5초간 유지하면 경직된 부위가 즉각적으로 풀린다. 이 마사지를 할 때 선호하는 향의 페이셜 오일이나 페이셜 크림을 발라 주면 호흡에 집중할 수 있다.

이 운동은 향기를 더한 깊은 호흡(17쪽 참고)과
함께 하면 효과가 더욱 좋다.

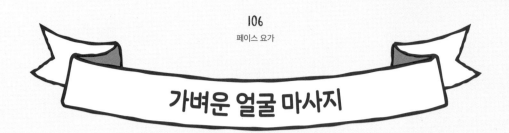

가벼운 얼굴 마사지

이 운동은 심신을 균형 잡힌 편안한 상태로 만들어 주고
얼굴 근육을 부드럽게 깨운다.

효과

매일 할 수 있는
피부 각성 운동이다.
페이셜 오일이나 페이셜
크림을 바르면
피부 자극이 덜하다.

🔄
반복
1회

⏱
시간
15초

🪑
환경
서기 또는 앉기
거울 앞

🧴
도구
향이 좋은 페이셜 오일
또는 페이셜 크림

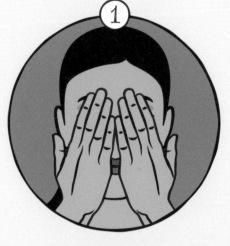

손바닥에 향이 좋은
페이셜 오일이나 페이셜
크림을 적당량 비벼
바른다. 손바닥을
얼굴에 대고 가볍게
두드리면서 향을 코로
깊게 들이마신다.

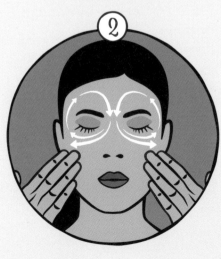

손가락으로 가볍게
누른 상태에서
콧등에서 볼
바깥쪽으로 미끄러지며
내려갔다가
이마 쪽으로 올라간다.
코로 다시 내려오면서
볼을 지나 귀 근처에서
마무리하면 된다.

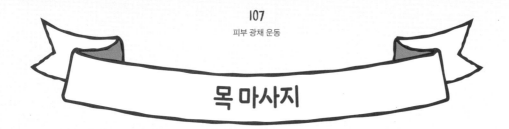

목 마사지

쌓여 있는 노폐물을 배출하는 데 효과적이다.
또한 림프샘을 자극해 산소 공급을 원활하게 한다.

효과

목과 아래턱의 윤곽이
매끈하게 정리된다.

반복

20회 쓸어 올리기

시간

최대 1분 넘지 않기

환경

서기 또는 앉기
거울 앞

도구

향이 좋은 페이셜 오일
또는 페이셜 크림

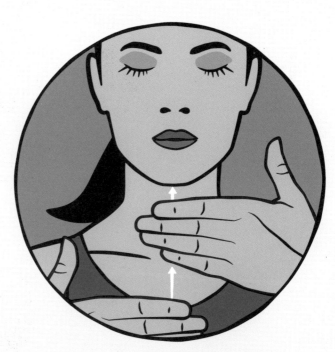

향이 좋은 페이셜 오일이나 페이셜 크림 소량을
손끝에 골고루 발라 준다. 손가락을 모두 붙여 목이
시작되는 부위에 올린다. 아래턱 쪽으로 가볍게 쓸어 올린다.
양손을 번갈아 움직이며 마사지한다.

쇄골 지압

힘을 주어 지압하면 쌓여 있던 노폐물이 효과적으로 배출되어
체내 독소가 줄어들고 혈액 순환이 촉진된다.

효과

쇄골 주변 피부의
부기가 빠지고 라인이
뚜렷해진다. 또한 혈액
순환을 촉진해 피부가
투명해진다.

↻
반복
1회

⏱
시간
약 3분

🪑
환경
서기 또는 앉기
거울 앞

🧴
도구
필요 없음

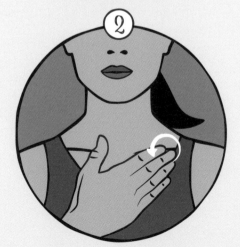

① 오른손을 펴서
손가락을 모두 붙인다.
왼쪽 쇄골에 대고 꾹
누른다. 힘을 주어 원을
그리듯 10초간 돌린다.
가슴 중앙에서 시작해
쇄골이 끝나는
지점까지 마사지한다.

② 오른쪽 쇄골도
동일하게 마사지한다.

턱 쓸어 올리기

빛나는 피부를 가지려면 독소가 쌓이기 쉬운
턱선의 혈액 순환을 원활하게 하는 데 집중해야 한다.
이 부위를 꾸준하게 자극하면 피부 상태가 정말 좋아질 것이다.

효과

턱선을 매끈하게
정리하고 피부를
투명하게 해 준다.

반복
5회

시간
약 1분

환경
서기 또는 앉기
거울 앞

도구
페이셜 오일 또는
페이셜 크림

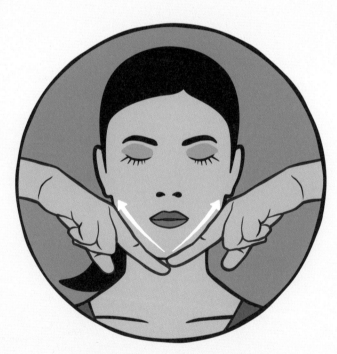

턱에 페이셜 오일이나 페이셜 크림을 소량 바른다.
집게손가락과 가운뎃손가락으로 2개의 'V'자 모양을 만든다.
고개를 살짝 숙이고 'V'자 모양 손가락 사이에 턱에 괸다.
꾹 누른 상태에서 손가락을 빠르게 귀까지 쓸어 올린다.
마사지하는 동안 턱이 집게손가락과
가운뎃손가락 사이를 벗어나지 않도록 주의한다.

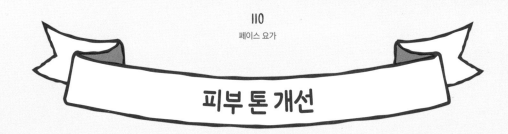
피부 톤 개선

이 마사지를 하면 피부 노폐물이 배출되고
혈액 순환이 촉진되어 맑고 광채가 나는 피부 톤을 가질 수 있다.
이 또한 하루 루틴 운동에 포함하기 좋다.

효과

칙칙하고 어두운
피부 톤을 개선한다.

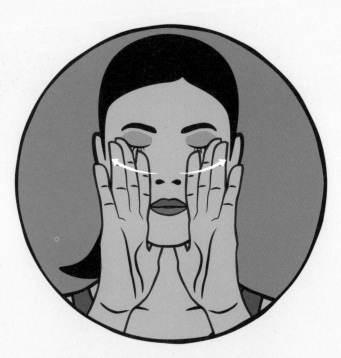

↻
반복
5회

⏱
시간
최대 1분 넘지 않기

🪑
환경
서기 또는 앉기
거울 앞

🧴
도구
페이셜 오일 또는
페이셜 크림

얼굴에 페이셜 오일이나 페이셜 크림을 소량 바른다.
양 집게손가락을 나란히 코 옆에 대고 엄지손가락은
아래턱에 놓고 꾹 누른다. 그 상태로 천천히 볼을 지나
얼굴 바깥 방향으로 미끄러지듯 마사지한다.

꼬집은 채 유지하기: 턱

림프샘을 활성화해서 산소 공급을 원활히 하는 데 집중한 운동으로,
턱과 목 주변에 쌓인 노폐물을 배출시켜 준다.
매끈한 턱선을 만들고 싶다면 추천한다.

효과

턱선을 매끈하게 정리해
주고 혈액 순환을
촉진한다.

↻
반복
5회

⏱
시간
최대 2분 넘지 않기

🪑
환경
서기 또는 앉기
거울 앞

🧴
도구
필요 없음

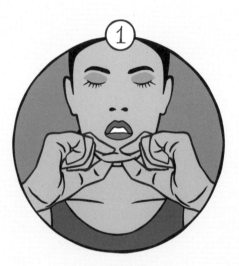

양 엄지손가락과
집게손가락으로
아래턱을 꼬집고 5초간
이 자세를 유지한다.

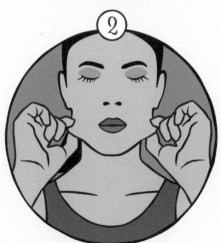

약간의 휴식기를 두고
마사지를 반복한다.
턱선을 따라 귀까지
진행한다.

꼬집은 채 유지하기: 입

이 기술은 입가 주름을 포함한 깊은 주름을 만드는 근육을 풀어 주어
팔자 주름을 예방하는 데 도움이 된다.

효과

입가의 움직임을
부드럽게 만들고 입가
주름을 완화시켜 준다.

반복

3회

시간

약 30초

환경

서기 또는 앉기
거울 앞

도구

필요 없음

참고

강도 높은 마사지를
하고 싶다면 2회차와
3회차에서는 유지하는
시간을 10초로 늘린다.

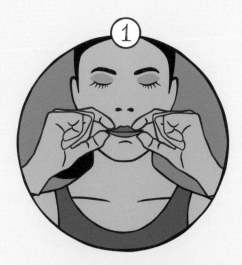

양 엄지손가락과
집게손가락으로
입꼬리를 강하게
꼬집고 5초간
이 자세를 유지한다.

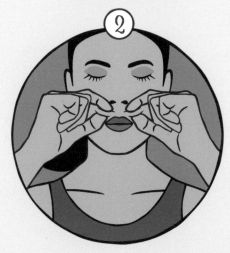

같은 방식으로
비강까지 올라가며
마사지한다.

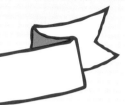

꼬집은 채 유지하기: 볼

혈액 순환을 촉진하여 광대가 예쁘게 차오르는 효과와 피부 광채를 기대할 수 있다.

효과

볼에 광채가 돌고 탄력
없는 피부가 탄탄해지는
효과가 있다.

↻ **반복**
3회

⏱ **시간**
최대 3분 넘지 않기

환경
서기 또는 앉기
거울 앞

도구
필요 없음

📌 **참고**
강도 높은 마사지를
하고 싶다면 2회차와
3회차에서는 유지하는
시간을 10초로 늘린다.

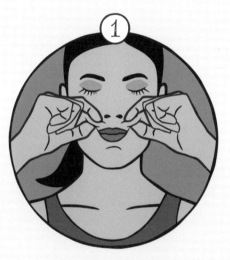

양 엄지손가락과
집게손가락으로 코 옆
광대가 시작되는
부위의 피부를 단단히
꼬집는다. 5초간 이
자세를 유지한다.

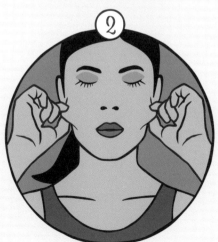

약간의 휴식기를 두고
마사지를 반복한다.
광대뼈를 따라서 귀
근처까지 하면 된다.

꼬집은 채 유지하기: 광대뼈

광대뼈는 얼굴 구조의 중심이 되는 골격이다.
이 운동은 광대뼈를 감싸고 있는 근육을 집중적으로 마사지한다.
꾸준히 하면 움직임이 부드러워지고 탄력이 증가할 것이다.

효과

광대 라인을 매끈하게
정리하고 긴장된 부위를
풀어 준다.

반복
3회

시간
최대 3분 넘지 않기

환경
서기 또는 앉기
거울 앞

도구
필요 없음

참고
강도 높은 마사지를
하고 싶다면 2회차와
3회차에서는 유지하는
시간을 10초로 늘린다.

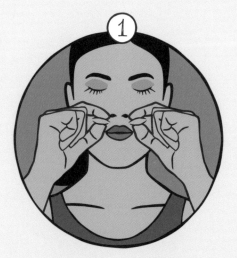

① 양 엄지손가락과
집게손가락으로 코 옆
광대뼈 아래 피부를
단단히 꼬집는다.
5초간 이 자세를
유지한다.

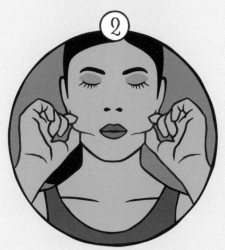

② 약간의 휴식기를 두고
마사지를 반복한다.
광대뼈 아래를 따라서
귀 근처까지 하면 된다.

눈가 두드리기

민감한 눈가 주변을 두드리면 눈가에 쌓인 노폐물이 효과적으로 배출되어
눈이 밝아지는 느낌을 받을 수 있다.

효과

눈가 부기를 빼 주고
혈액 순환을 촉진하며
피로한 눈을 깨워 준다.

↻
반복
10회

⏱
시간
1분

🪑
환경
서기 또는 앉기

🧴
도구
필요 없음

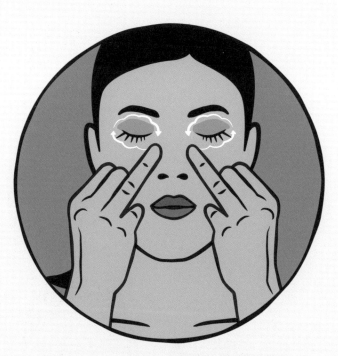

양쪽 약손가락으로 눈가 둘레를 두드리듯 꾹꾹 누른다.
콧대 부근에서 시작해서 눈꼬리 쪽으로 갔다가 눈꺼풀을
지나 다시 제자리로 돌아온다.

볼 이완하기

페이셜 오일이나 페이셜 크림을 바른 채 천천히 볼을 자극해 주면
혈액 순환이 원활해지고 심신을 안정시킬 수 있다.

효과

긴장된 부위를 풀어
준다. 피부에 광채가
돌고 꺼진 부위가
차오르는 효과가 있다.

반복
시계 방향으로 10회,
반시계 방향으로 10회

시간
최대 2분 넘지 않기

환경
서기 또는 앉기

도구
향이 좋은 페이셜 오일
또는 페이셜 크림

참고
깊게 호흡하며 마음을
가라앉힌다.

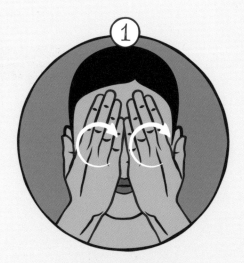

손에 향이 좋은 페이셜
오일이나 페이셜 크림을
적당량 비벼 바른다.
눈을 감고 손을 살짝
오므려 얼굴에 덮고
향을 깊게 들이마신다.
손바닥으로 볼 위쪽을
지그시 누르고 원을
그리듯 시계 방향으로
10회 돌린다.

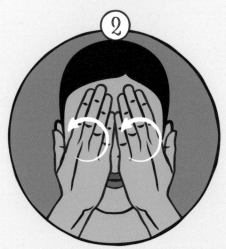

반대 방향으로도
동일하게 돌린다.

눈썹 이완하기

눈썹 부위를 풀다 보면 자신도 모르게 주름이 생기기 쉬운 부위를
과도하게 움직이는 습관성 표정이 있음을 인지하게 된다.

효과

평상시 혹은 긴장할
때마다 무심코 찡그려
생기는 표정 주름을
인지하도록 돕고 긴장성
두통을 완화한다.

반복
시계 방향으로 10회,
반시계 방향으로 10회

시간
최대 2분 넘지 않기

환경
서기 또는 앉기

도구
향이 좋은 페이셜 오일
또는 페이셜 크림

참고
깊게 호흡하며 마음을
가라앉힌다.

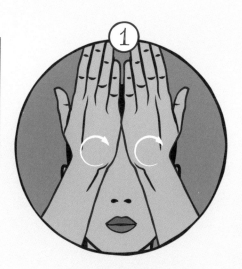

손에 향이 좋은 페이셜
오일이나 페이셜 크림을
적당량 비벼 바른다.
눈을 감고 손을 살짝
오므려 얼굴에 덮고
향을 깊게 들이마신다.
손바닥 아랫부분으로
눈썹뼈를 지그시
누르고 원을 그리듯
시계 방향으로 10회
돌린다.

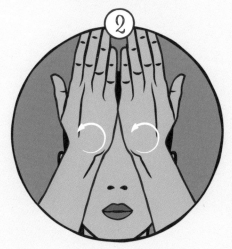

반대 방향으로도
동일하게 돌린다.

이마 이완하기

이마 근육을 부드럽게 마사지하면 긴장된 곳이 풀리고
이마에 힘을 주지 않는 편안한 표정이 어떤 것인지 알 수 있게 된다.

효과
굵은 주름과 잔주름을
만드는 습관성 표정을
인지하도록 돕고 긴장성
두통을 완화한다.

반복
시계 방향으로 10회,
반시계 방향으로 10회

시간
최대 2분 넘지 않기

환경
서기 또는 앉기

도구
향이 좋은 페이셜 오일
또는 페이셜 크림

참고
깊게 호흡하며 마음을
가라앉힌다.

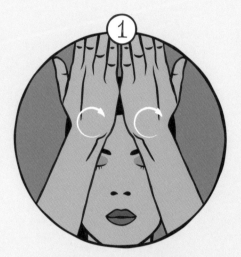

손에 향이 좋은 페이셜
오일이나 페이셜 크림을
적당향 비벼 바른다.
눈을 감고 손을 살짝
오므려 얼굴에 덮고
향을 깊게 들이마신다.
손바닥 아랫부분으로
이마를 지그시 누르고
원을 그리듯 천천히
시계 방향으로 10회
돌린다.

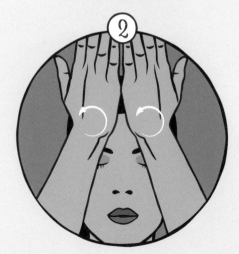

반대 방향으로도
동일하게 돌린다.

부드럽게 얼굴 꼬집기

얼굴을 가볍게 꼬집어서 부드럽게 자극해 주면
혈액 순환이 촉진되어 더 빛나는 피부를 가꿀 수 있다.

효과
피부가 재생되고 광채가
돌며 꺼진 부위가
차오르는 효과가 있다.

반복
연속으로 3회

시간
최대 1분 넘지 않기

환경
서기 또는 앉기
거울 앞

도구
페이셜 오일 또는
페이셜 크림

참고
눈을 감고 해도 된다.

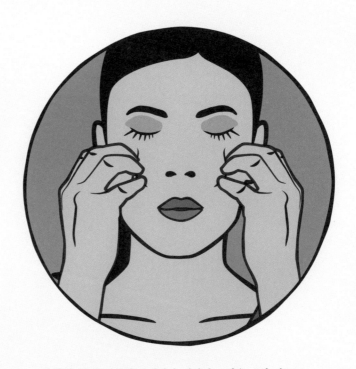

손가락 끝에 페이셜 오일이나 페이셜 크림을 소량 바르고
시작한다. 손끝을 이용해 얼굴을 가볍게 꼬집어 준다.
볼에서 시작해 관자놀이를 지나 이마로 올라갔다가
다시 볼로 내려와 턱선을 따라 마사지하여 마무리한다.

참고

앞에서 소개한 운동 중 긴장된 근육을
풀어 주는 종류의 운동만 묶었습니다.
따로 도구를 준비할 필요가 없으며
장소의 제약 없이 쉽게 할 수 있도록
변형했어요. 아침에 화장하기 전이나
근무 중 짬이 날 때처럼
바쁠 때 간단하게 하기 좋아요.

EXPRESS
WORKOUTS
간편 운동

사람들이 주로 고민하는 두 가지 문제를 해결하기 위해 고안
한 활력 넘치는 운동들이다. '간편 광채 & 탄력 운동'과 '간편
스트레스 완화 운동'은 짧은 시간에 즉각적인 효과를 볼 수 있
는 것들로만 구성했다. 주어진 순서대로 진행하며 자신만의
아침 루틴을 만들어 보자.

간편 광채 & 탄력 운동

즉각적으로 피부를 재생하여 탄력 있고 빛나는 피부를 갖게 해 준다.
주로 얼굴 핵심 부위의 혈액 순환을 촉진하는 데 집중한다.

느린 엄지손가락 지압

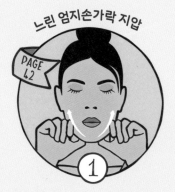

양 엄지손가락을 턱 아래에 댄다. 목 근육과
턱뼈 사이에 움푹 들어간 곳을 누른다.
그 상태로 손을 떼지 않고 귀까지 천천히
올라간다. 4회 반복한다.

턱 쓸어 올리기

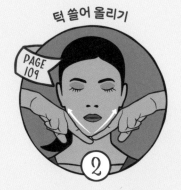

양 집게손가락과 가운뎃손가락으로
2개의 'V'를 만들어서 그대로 아래턱에 대고
꾹 누른다. 그 자세로 귀 쪽까지 빠르게
쓸어 준다. 5회 반복한다.

꼬집은 채 유지하기: 볼

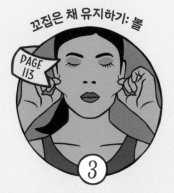

볼이 시작되는 코 옆의 피부를 꼬집는다.
5초간 유지한다. 약간의 휴식기를 두고
광대뼈를 따라서 움직이며
귀까지 마사지한다. 2회 반복한다.

꼬집은 채 유지하기: 광대뼈

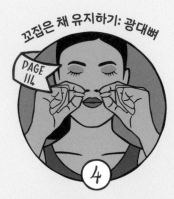

코 옆 광대뼈 아래 피부를 꼬집는다.
광대뼈가 시작되는 부분이다. 5초간 유지한다.
약간의 휴식기를 두고 광대뼈 아래를 따라서
귀까지 마사지한다. 2회 반복한다.

턱관절 지압

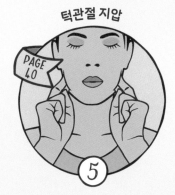

양 집게손가락과 가운뎃손가락을
귓불 아래에 댄다. 10초간 꾹 눌러 준다.
2회 반복한다.

귀 접기

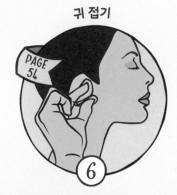

양 엄지손가락과 집게손가락으로 귀 바깥쪽
가장자리를 잡고 오므리듯 접어 준다.
5초간 이 자세를 유지한다. 5회 반복하되
할 때마다 조금씩 위치를 바꿔가며 접도록 하자.

눈썹 손가락 관절 마사지

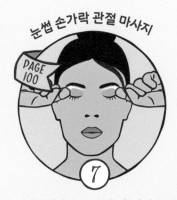

양 집게손가락을 구부린 뒤 관절을 안쪽
눈썹 아래에 댄다. 꾹 누른 채
눈썹 아랫부분을 따라 당기듯 마사지한다.
2회 반복한다.

눈 아래 두드리기

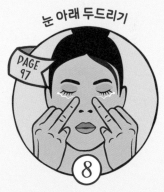

양쪽 약손가락을 콧대 근처에 댄다.
살짝 힘을 주고 눈 아래를 두드리며
눈꼬리 방향으로 마사지한다.
5회 반복한다.

간편 스트레스 완화 운동

면접이나 발표를 앞두고 긴장된 부위를 풀어 차분한 상태로 만들어 주는 운동들이다.
어디서든 쉽게 할 수 있다. 이 운동은 깊은 호흡(16쪽),
어깨 돌리기(18~19쪽 참고)와 함께 하면 효과가 더욱 좋다.

눈 안쪽 지압

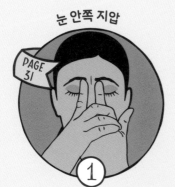

PAGE 31

①

양 집게손가락을
눈썹뼈 앞머리 바로 아래에
대고 눌렀을 때
살짝 아픈 부위를 찾는다.
10초간 꾹 눌러 준다.

목 이완: 1단계

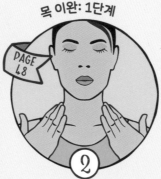

PAGE 48

②

손가락을 붙여
목덜미에 대고 꾹 누른다.
그 상태로 쇄골까지
이어서 누르며 내려온다.
5회 반복한다.

목 이완: 2단계

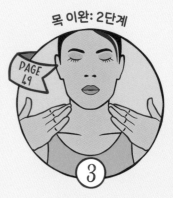

PAGE 49

③

손가락을 붙여
귀 뒤쪽에 대고 꾹 누른다.
그 상태로 목이 시작되는
부위까지 누르며 내려온다.
5회 반복한다.

볼 부풀리기

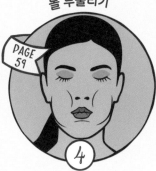

PAGE 59

④

입안에 공기를 가득 머금어
볼을 최대한 부풀린다.
10초간 이 자세를 유지했다가
풀어 준다. 이번에는 20초간
최대한 부풀렸다 푼다.
2회 반복한다.

볼 빨아들이기

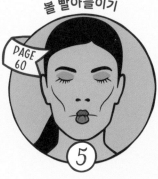

PAGE 60

⑤

입안 공기를 빨아들이며
강하게 입술을 오므린다.
더 힘을 주어 볼이 완전히
홀쭉해지게 만들어
15초간 유지한다.
2회 반복한다.

미간 주름 손가락 관절 마사지: 1단계

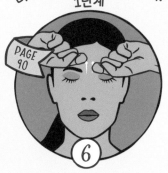

PAGE 90

⑥

양 집게손가락을 구부린 뒤
눈썹 사이에 대고 꾹 누른다.
왼손과 오른손을 번갈아 가면서
짧고 빠르게 20회 쓸어 올린다.
2회 반복한다.

미간 주름 손가락 관절 마사지: 2단계

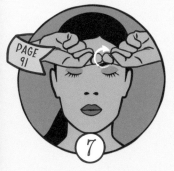

PAGE 91

⑦

양 집게손가락을 구부린 뒤
눈썹 사이에 대고 꾹 누른다.
작은 원을 그리듯 돌려 준다.
오른쪽 눈썹 앞머리까지
돌려 준 뒤 다시 중앙으로
돌아온다. 왼쪽도 동일하게
마사지한다. 2회 반복한다.

관자놀이 마사지

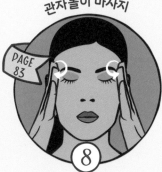

PAGE 83

⑧

손가락을 붙이고 손을 편 채
손끝을 양쪽 관자놀이에 댄다.
가볍게 누른 상태에서
원을 그리듯 돌린다.
앞쪽으로 10회,
반대로 10회 돌린다.

이마 중앙 마사지

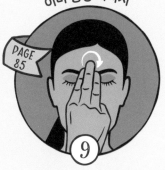

PAGE 85

⑨

집게손가락, 가운뎃손가락,
약손가락을 모아 이마 중앙에
대고 꾹 누른다.
손끝을 이용해 작은 원을 그리듯
20초간 돌린다.

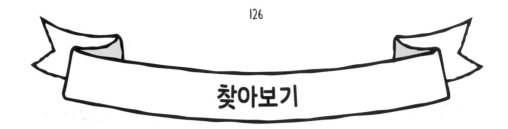

찾아보기

운동 제목은 진하게 표기했다.

ㄱ

가벼운 얼굴 마사지	106
간편 광채 & 탄력 운동	122~123
간편 스트레스 완화 운동	124~125
간편 운동	122~125
개구장애	40
관자놀이 마사지	83, 125
광대뼈 손가락 관절 마사지	72
광대뼈 엄지손가락 지압	78~79
광대뼈 예열	71
광대뼈 윤곽 정리: 1단계	73
광대뼈 윤곽 정리: 2단계	74
광대뼈 윤곽 정리: 3단계	75
귀 당기기	53
귀 접기	54, 123
귀 지압	55
귓볼	40~41
깊은 마사지	46
깊은 주름	28, 59, 67, 71, 112
깊은 호흡	16
꼬집은 채 유지하기: 광대뼈	114, 122
꼬집은 채 유지하기: 볼	113, 122
꼬집은 채 유지하기: 입	112
꼬집은 채 유지하기: 턱	111

ㄴ

눈 두드리기	94
눈 마사지	95
눈 아래 두드리기	97, 123
눈 아래 쓸어 주기	102

눈 아래 집중 마사지	101
눈 안쪽 지압	31, 98, 124
눈가 두드리기	115
눈가 마사지	96
눈가 쓸기	26
눈꺼풀 처짐	100
눈매 교정	103
눈썹 손가락 관절 마사지	100, 123
눈썹 이완하기	117
눈썹 지압	32, 86
눈썹 푸시업	99
느린 엄지손가락 지압	42, 122
느린 턱 라인 만들기	45

ㄷ

다크서클	102
독소 감소	108~109
두피 마사지	35

ㄹ

림프샘	53, 107, 111

ㅁ

머리카락 잡아당기기	34
목 꼬집기	50~51
목 마사지	107
목 스트레칭	22
목 이완: 1단계	48, 124
목 이완: 2단계	49, 124
미간 주름 손가락 관절 마사지: 1단계	90, 125
미간 주름 손가락 관절 마사지: 2단계	91, 125

미소 저항 마사지: 1단계   64

미소 저항 마사지: 2단계   65

ㅂ

볼 마사지   28

볼 밀어내기   61

볼 부풀리기   59, 125

볼 빨아들이기   60, 125

볼 이완하기   116

부드럽게 얼굴 꼬집기   119

비강 지압   70

ㅅ

손가락 관절로 누르기   76

손가락 관절 마사지(가로)   89

손가락 관절 마사지(세로)   88

쇄골 마사지   52

쇄골 지압   108

수면 부족   26

ㅇ

아래턱 손가락 관절 마사지   46

아래턱 쥐기   47

어깨 돌리기   18~19

얼굴 근육 활성화   25

얼굴 전체 운동   23

얼굴 전체 이완   27

얼굴 전체 혈액 순환   24

엄지 두덩   28~29

운동 전에 알아두기   14~19

이갈이   40

이마 두드리기   82

이마 마사지   29

이마 쓸어 주기   84

이마 이완하기   118

이마 중앙 마사지   85, 125

이마 지압   33, 87

입 활성화   62

입가 주름   24, 67, 112

입가 집중 관리   67

입술 깨물기   66

입술 밀어내기   63

입술 예열 운동   58

ㅈ

집중 손가락 지압   77

ㅋ

코 지압   30

ㅌ

탄탄한 입가 근육   64

턱 라인 만들기   44

턱 벌리고 활성화   39

턱 쓸어 올리기   109, 122

턱 활성화   38

턱관절 지압   40, 123

턱선 꼬집기   41

턱선 잡고 있기   43

ㅍ

피로한 눈   95

피부 톤 개선   110

ㅎ

향기를 더한 깊은 호흡   17

혀   61, 63

혈액 순환   27, 34, 41, 42, 50, 54
    66, 87, 108, 113, 119

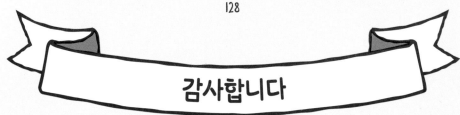

감사합니다

처음 세상에 나왔을 때부터 든든한 버팀목이 되어 주고, 내 꿈을 지지해 주고, 우울했던 시기에도 변치 않고 믿음을 보여 준 사랑하는 가족과 친구들에게 전할 감사 인사는 밤을 새워도 부족할 것 같다. 이들이 보여 준 확신과 지혜에 무한한 감사를 건넨다.

먼저 돌아가신 아버지 루돌프 바이로 페르사우드*Rudolph Bhairo Persaud*께 이 책을 바치고 싶다. 아버지는 내게 타고난 자기 자신을 사랑하는 마음을 물려주셨다. 그리고 심신의 건강을 조화롭게 바라보고 자연스러운 아름다움을 신뢰하도록 도와주셨다. 그리고 어머니 걸리 박시*Girlie Baksh*는 홈케어의 중요성과 스킨케어의 기본, 얼굴 마사지의 목적을 알려 주셨다. 우정과 신뢰를 바탕으로 조언을 아끼지 않았던 친구 빅토리아 클린크*Victoria Klincke*에게도 감사한다.

직업적 측면에서 오늘날의 나를 만들어 주신 분들에게도 진심으로 감사 인사를 전하고 싶다. 예약 담당자, 사진작가, 사진 감독, 그림 에디터, 뷰티 에디터, 아트 디렉터, 디자이너, 패션 에디터, 스타일리스트, 메이크업 아티스트, 헤어 스타일리스트, 홍보 담당자, 프로듀서, 마케팅 및 커뮤니케이션 매니저들에게도 감사를 표현다.

마지막으로 내가 상상했던 것 이상으로 사랑과 행복을 안겨준 제인*Zayn*에게 사랑을 담아 고마움을 전한다.

지은이 나디라 페르사우드 *Nadira V Persaud*

런던을 중심으로 활동하고 있는 세계적인 메이크업 아티스트. 아름다움에 대해 자신만의 독특한 철학을 기반으로 고객 고유의 매력을 존중하며, 효과적이고 효율적인 페이스 요가 기술을 제공하고 있다. TV, 광고, 패션, 뷰티 분야에서 눈에 띄는 다양한 경력을 보유하고 있으며, 보그, 지큐, 돌체앤가바나 등을 고객으로 두고 있다. 뷰티 브랜드 컨설팅에서 인정받는 전문가로, 현재 유명 패션 매거진과 뷰티 전문 매거진, 온라인 플랫폼에 뷰티 관련 정보를 기고하고 있다.

www.nadiramakeup.com

옮긴이 최영은

부산외국어대학교 통번역대학원 영어과를 졸업하였으며, 현재 번역에이전시 엔터스코리아에서 건강 및 실용 분야 전문 번역가로 활동 중이다. 옮긴 책으로는『증류주의 자연사』,『발 마사지: 스스로 통증을 다스리는 법』,『맥주 테이스팅 코스』,『초미니 식물 키우기』,『의학적 증상 비주얼 가이드』,『면역의 모든 것』,『28일 평생 면역력 만들기』등이 있다.

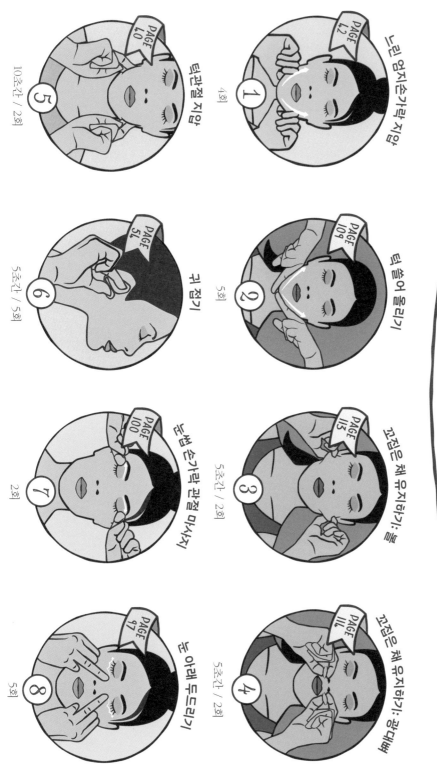

① 느린 엄지손가락 지압
4회
PAGE 72

② 턱 쓸어 올리기
5회
PAGE 109

③ 꼬집은 채 유지하기: 볼
5초간 / 2회
PAGE 113

④ 꼬집은 채 유지하기: 광대뼈
5초간 / 2회
PAGE 114

⑤ 턱관절 지압
10초간 / 2회
PAGE 70

⑥ 귀 접기
5초간 / 5회
PAGE 54

⑦ 눈썹 손가락 관절 마사지
2회
PAGE 100

⑧ 눈 아래 두드리기
5회
PAGE 97

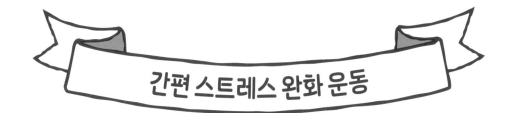

간편 스트레스 완화 운동

눈 안쪽 지압
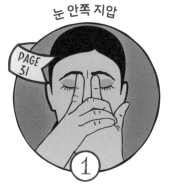
PAGE 31
① 10초간

목 이완: 1단계
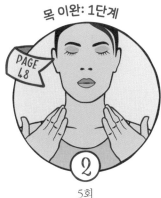
PAGE 48
② 5회

목 이완: 2단계
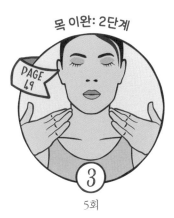
PAGE 49
③ 5회

볼 부풀리기
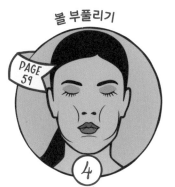
PAGE 59
④ 10초간, 20초간 / 2회

볼 빨아들이기
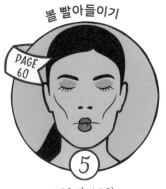
PAGE 60
⑤ 15초간 / 2회

미간 주름 손가락 관절 마사지: 1단계
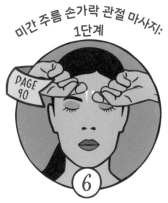
PAGE 90
⑥ 20회 / 2회

미간 주름 손가락 관절 마사지: 2단계
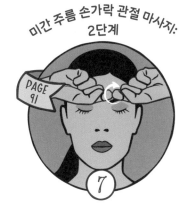
PAGE 91
⑦ 2회

관자놀이 마사지
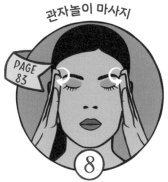
PAGE 83
⑧ 앞쪽으로10회 / 반대로 10회

이마 중앙 마사지
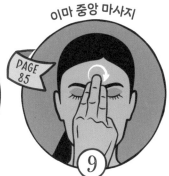
PAGE 85
⑨ 20초간